P. COUTANT

Législation Pharmaceutique

A. STORCK & CIE EDITEURS_LYON

6

DANS LA MÊME COLLECTION

Précis de pharmacie chimique, par le Dr F. CROLAS, professeur, et le Dr MOREAU, professeur agrégé à la Faculté de médecine et de pharmacie de Lyon.

Précis de chimie analytique, par le Dr DENIGÈS, professeur de chimie biologique à l'Université de Bordeaux.

Précis de microbie et de technique bactérioscopique, par le Dr G. ROUX, professeur agrégé à la Faculté de médecine de Lyon, directeur du Bureau d'hygiène.

Précis d'hydrologie et de minéralogie, par F. JADIN, professeur agrégé à l'École supérieure de pharmacie de Montpellier, pharmacien en chef des Hôpitaux.

Précis de physique pharmaceutique, par le Dr C. SIGALAS, professeur agrégé à la Faculté de médecine de Bordeaux.

Précis de chimie minérale, par le Dr SAMBUC, professeur agrégé à la Faculté de médecine et de pharmacie de Lyon.

Précis de pharmacie galénique, par le Dr E. GÉRARD, professeur à la Faculté de médecine de Lille.

Précis de manipulations pharmaceutiques, par le Dr E. GÉRARD, professeur à la Faculté de médecine de Lille.

SOUS PRESSE

Précis de botanique pharmaceutique, par le Dr BEILLE, docteur ès sciences, professeur agrégé à la Faculté de Bordeaux.

Précis de toxicologie, par le Dr FONZES-DIACON, professeur agrégé à l'École supérieure de pharmacie de Montpellier.

Précis de chimie organique, par le Dr IMBERT, docteur ès sciences, professeur agrégé à l'École supérieure de pharmacie de Montpellier.

Précis de matière médicale, par le Dr Louis PLANCHON, professeur à l'École supérieure de pharmacie de Montpellier.

Précis de zoologie, par le Dr VERDUN, professeur agrégé à la Faculté de médecine de Lille.

PRÉCIS

DE

LÉGISLATION

DE LA

PHARMACIE

Résumé des leçons faites
à l'École supérieure de Pharmacie de Paris

par

P. COUTANT

Greffier à la Cour de Cassation. — Ancien avocat à la Cour d'Appel
Lauréat de l'Institut.

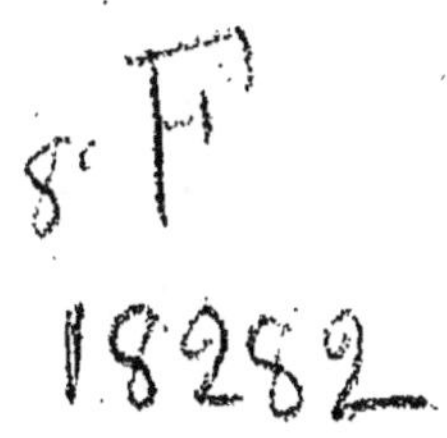

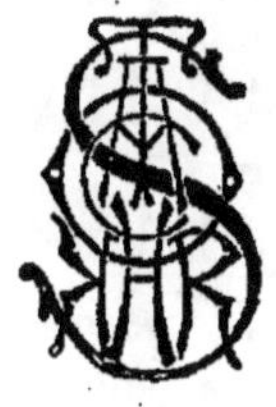

A. STORCK & Cie, IMPRIMEURS-ÉDITEURS
—❁ LYON ❁—
PARIS, 16, Rue de Condé, près l'Odéon

1902

AVANT-PROPOS

En publiant ce travail, nous avons assumé la tâche de dissiper un peu l'ignorance, dans laquelle restent la plupart des pharmaciens, des règles fondamentales qui régissent leur profession, et de leur donner un sentiment plus exact de leurs devoirs et de leurs droits.

Nous comprenons sans peine que ceux qui consacrent leur vie aux études si attachantes de la chimie et aux manipulations savantes de la pharmacie éprouvent quelque répulsion à l'étude très aride et très abstraite de la législation qui les concerne; et pourtant cette étude leur est utile, indispensable même, car, malgré les lacunes de la loi, malgré sa vétusté en ce qui touche l'objet qui nous occupe, ils y trouvent l'encouragement nécessaire pour exercer dignement leur profession : ce n'est pas, croyons-nous, une mince consolation pour celui qui, à ses risques et périls, fait son devoir et obéit à sa conscience, que de savoir qu'il pourra chercher, dans la loi, une mesure de protection pour lui, un instrument de confusion pour des concurrents déloyaux — car, hélas ! les temps ne changent guère, et si les « séplasiaires », au temps de Gallien, trompaient honteusement sur la qualité et la quantité des médicaments, ils ont des arrière-petits neveux, pour qui la crise actuelle de la pharmacie sert de mauvaise excuse.

Aussi bien pensons-nous que cette crise disparaîtra le jour où les éléments de dissolution seront dénoncés, le jour où les idées de sécurité publique et de morale triompheront des idées d'âpre gain et de sournoise concurrence. Le débit des médicaments — simple débit au poids, ou débit scientifique après préparation et manipulation — s'imposera toujours, car la médecine sera aussi éternelle que la maladie, et la pharmacie aussi éternelle que la médecine : la science découvrira de nouvelles règles d'hygiène, mais aussi de nouveaux moyens curatifs pour alléger les souffrances humaines. Qu'est-ce à dire, sinon que, pour meilleurs que seront les résultats, pour plus efficaces que deviendront les procédés, on ne s'adressera pas moins, comme jadis, à la compétence du préparateur de remèdes, en réclamant seulement de lui beaucoup de conscience — pour que les médicament plus compliqués soient scrupuleusement préparés — et plus de science que jamais — pour que le pharmacien passe définitivement de la catégorie des commerçants, où l'enferme la loi elle-même, dans la catégorie des savants, que son rôle dans la société devrait lui avoir assignée depuis déjà longtemps.

C'est peut-être une manière de relever, dans la faible limite de nos forces, la profession de pharmacien que de tirer de la loi et de la jurisprudence les principes généraux qui en assurent le libre exercice.

Nous adressons nos vifs remerciements à

M. Crinon, qui nous a facilité cette tâche en mettant à notre disposition son *Répertoire de Pharmacie* ; nous avons trouvé dans ce recueil des indications précieuses, et nous avons été heureux de recourir ainsi à la science professionnelle et à la grande compétence juridique de son auteur.

RÉGLEMENTATION
AVANT LA LOI DE GERMINAL

RÉGLEMENTATION AVANT LA LOI DE GERMINAL

Ce n'est qu'au commencement du siècle qu'une loi vint réglementer, pour toute la France, la matière de la pharmacie.

Avant cette loi, la province était infestée de préparateurs d'occasion qui colportaient de ville en ville des drogues mal préparées, sans aucun contrôle. Les pharmaciens n'étaient guère connus qu'à Paris et dans quelques grandes villes.

La loi du 21 germinal an XI (11 avril 1803) mit fin à ce déplorable état de choses : elle règle notamment, d'une façon générale et définitive, le mode de réception des pharmaciens et la police de la pharmacie.

Dans un réquisitoire célèbre (4 mars 1858), M. le procureur général Dupin en résumait ainsi l'économie : « La loi, disait-il, protège le pharmacien contre les vendeurs de remèdes patents ou secrets, et même contre les médecins qui, empiétant sur l'office du pharmacien, entreprendraient de fournir eux-mêmes des remèdes à leur malade, et c'est justice, car la loi oblige les pharmaciens à de longues études théoriques et pratiques; elle les assujettit à des examens, à des épreuves; elle exige d'eux, pour l'exercice de leur état, qu'ils tiennent une officine ouverte, garnie de substances médicales simples ou composées, avec l'aptitude à préparer tous les autres remèdes, ou selon les formules du Codex, ou selon les formules magistrales, dictées par le caprice et la volonté des médecins; on leur impose des précautions sévères et une grande responsabilité pour la garde et le débit des substances vénéneuses; enfin, on assujettit leurs établissements à des visites annuelles, et c'est à ces conditions qu'on leur assure le monopole de la vente des médicaments. »

On le voit dès maintenant, le régime légal institué par la loi fondamentale du 21 germinal an XI était excellent.

Mais la science faisait des progrès avec les années, les conditions sociales changeaient aussi. Il fallut souvent, dans le cours du siècle, compléter et modifier le texte de cette loi.

Qu'en devait-il résulter?

Les textes des lois, décrets, ordonnances ou arrêtés s'ajoutèrent les uns aux autres, à mesure que le besoin en devenait impérieux, mais il n'y eut aucune coordination, et les tribunaux, chargés de suppléer à leurs lacunes et à leurs contradictions, eurent une tâche difficile.

La nôtre ne sera pas moindre, puisque, à côté de textes fort clairs et dont le sens est évident, nous rencontrerons d'autres textes plus confus, diversement interprétés par la jurisprudence. Il nous faudra faire un choix judicieux parmi ces monceaux de décisions (conçues quelquefois dans un style bien spécial), et en extraire la règle finale, la règle contemporaine, à laquelle on doit se conformer.

Que deviendra, dans ce travail de sélection, la loi organique de la pharmacie? Elle sera parfois appliquée, mais dans combien d'autres cas sera-t-on forcé de constater sa désespérante indigence!

Pour démontrer, d'un mot, combien la loi fondamentale de l'an XI est incomplète, il nous suffira de noter qu'elle n'a visé ni les gérances irrégulières des pharmacies, ni le secret professionnel, ni les marques de fabrique, ni les cas les plus fréquents de responsabilité pénale et civile, ni les questions si brûlantes de la concurrence déloyale, ni les règles sur les eaux minérales et leurs sels, ni les droits de contributions indirectes ou d'octroi. Nous pourrions allonger cette liste, mais nous préférons faire saisir la lamentable pauvreté de notre loi organique de la pharmacie, en face de la vieille formule du serment des maîtres-apothicaires d'autrefois, quand ils étaient reçus à la maîtrise.

Nous ne faisons cette citation que parce qu'elle est essentiellement instructive; et s'il est loin de notre pensée de vouloir insinuer que la loi de germinal n'a pas été un instrument de progrès, nous voulons cependant noter qu'elle n'innovait pas, et que, dans le chaos des vieilles institutions, les apothicaires n'avaient pas été plus oubliés que ne le sont aujourd'hui les pharmaciens.

Voici ce document :

Serment exigé des maîtres apothicaires à leur réception à la maîtrise.

« Je jure et promets devant Dieu...

« De vivre et mourir en la foi chrétienne ;

« D'aimer et honorer mes parents le mieux qu'il me sera possible ;

« De ne médire d'aucun de mes anciens docteurs, maîtres pharmaciens ou autres, quels qu'ils soient;

« De rapporter tout ce qu'il me sera possible pour l'honneur, la gloire, l'ornement et la majesté de la médecine ;

« De n'enseigner aux idiots et ingrats les secrets et raretés d'icelle ;

« De ne rien faire témérairement sans l'avis des médecins ou sous l'espérance du lucre tant seulement ;

« De ne donner aucun médicament, purgation, aux malades affligés de quelque maladie que, premièrement, je n'ai pris conseil de quelque docteur médecin ;

« De ne toucher aucunement aux parties honteuses ou défendues des femmes, que ce ne soit par grande nécessité, c'est-à-dire lorsqu'il sera question d'appliquer dessus quelque remède ;

« De ne découvrir à personne le secret que l'on m'aura commis ;

« De ne donner jamais à boire aucune sorte de poison à personne, et de ne conseiller à aucun d'en donner, non pas même à ses plus grands ennemis ;

« De ne donner jamais à boire aucune potion abortive ;

« De ne jamais essayer de faire sortir du ventre de la mère le fruit, en quelque façon que ce soit, que ce ne soit par avis du médecin ;

« D'exécuter de point en point les ordonnances des médecins sans y ajouter ni diminuer, en tant qu'elles seront faites selon l'art ;

« De ne jamais servir aucun succédané ou substitut, sans le conseil de quelque autre plus sage que moi ;

« De désavouer et fuir comme la peste la façon de pratiquer scandaleuse et totalement pernicieuse de laquelle se servent aujourd'hui les charlatans, empiriques, souffleurs d'alchimie, à la grande honte des magistrats qui les tolèrent ;

« De donner aide et assistance indifféremment à tous ceux qui m'emploieront et, finalement, de ne tenir aucune mauvaise et vieille drogue dans ma boutique... »

Quelque naïve que soit cette pièce, on ne peut nier qu'elle contienne, en germe, tous les devoirs du pharmacien.

Si on la rapproche de certains documents du xviᵉ et du xviiᵉ siècles, et notamment de plusieurs arrêts des parlements interdisant les fonctions d'apothicaire à certaines classes de personnes, — déclarant que les testaments faits en faveur des apothicaires ne peuvent être exécutés, — et condamnant à l'amende des apothicaires qui avaient décelé la maladie honteuse d'un débiteur, — on reste convaincu que les règles de la profession, sans être mieux codifiées qu'aujourd'hui, n'en étaient pas moins correctement proclamées, soit dans la formule même du serment, soit dans les arrêts de justice.

ABROGATION DES CLASSES
DE PHARMACIENS

CLASSES DE PHARMACIENS

Il y avait, en ce qui touche les distinctions de classes entre les pharmaciens, une jurisprudence très complexe, souvent difficile à fixer. La loi de germinal, en effet, avait créé déjà deux classes : les pharmaciens de 1re pouvant exercer par toute la France, et ceux de 2° ne pouvant s'établir que dans les départements pour lesquels ils étaient reçus (sauf à obtenir un nouveau certificat d'aptitude). A ces deux classes, le décret du 12 juillet 1878 en avait ajouté une troisième, en instituant des pharmaciens de 1re classe avec diplôme supérieur.

Mais la loi du 19 avril 1898 *(Journal off.* du 21*)*, tout en maintenant cette dernière catégorie de pharmaciens avec diplôme supérieur, a supprimé les deux premières classes, unifiant le diplôme, et supprimant du coup toutes les difficultés de compétence territoriale qui avaient fait l'objet de nombreuses décisions judiciaires. Elle porte, en effet, dans sa partie finale (dispositions transitoires) le paragraphe suivant :

« Les pharmaciens pourvus du diplôme de 2ᵉ classe pourront exercer sur tout le territoire de la République. »

Cette disposition est nette et précise. Elle s'applique à la France entière. Elle a été étendue à l'Algérie par décret du 12 août 1898. Parler des difficultés que faisait naître l'ancien état de choses serait faire de l'histoire : nous n'en avons pas le loisir. Nous passons immédiatement à un autre ordre d'idées.

OUVERTURE D'UNE OFFICINE

OUVERTURE D'UNE OFFICINE

Si nous supposons qu'une personne, âgée de vingt-cinq ans et possédant son diplôme de pharmacien, désire s'établir, quelles seront les formalités qui devront accompagner l'installation ou l'achat de l'officine?

1° Dépôt de copie du diplôme entre les mains du préfet. — La loi de germinal dit, en effet : « Tout pharmacien ayant officine ouverte sera tenu d'adresser copie légalisée de son titre, à Paris, au préfet de police, et, dans les autres villes, au préfet du département. » (Art 21.)

2° Dépôt de ce même titre au greffe. — La même loi (art. 22) s'exprime ainsi : « Ce titre sera également produit par les pharmaciens... aux greffes des tribunaux de première instance dans le ressort desquels se trouve placé le lieu où ces pharmaciens sont établis. »

3° **Prestation de serment**. — Les personnes reçues pharmaciens devront, en effet, présenter leur diplôme au préfet de police ou au préfet du département « devant lequel (dit la loi de germinal) il prètera serment d'exercer son art avec probité et fidélité. Le préfet lui délivrera, sur son diplôme, l'acte de prestation de serment ».

Ces trois premières prescriptions furent loin d'être scrupuleusement observées, si nous en croyons les circulaires ministérielles, dont l'une notamment (10 février 1861), adressée aux préfets, à propos de l'enregistrement des diplômes des pharmaciens aux préfectures et aux greffes des tribunaux, porte ceci :

« L'administration doit se garder de laisser tomber en désuétude ces sages dispositions... Les pharmaciens ont, de leur côté, intérêt à les observer, puisqu'elles ont pour effet, non seulement de protéger la société, mais encore de les garantir eux-mêmes de la concurrence illicite des praticiens non pourvus de diplômes.

« ... Je vous invite, Monsieur le Préfet, à tenir la main à l'exacte observation de la formalité de l'enregistrement des diplômes dans votre département, en vous concertant, à cet effet, avec MM. les chefs du Parquet, et en insérant, au besoin, un avis spécial dans le recueil des actes de votre préfecture, avec indication des pénalités attachées aux contraventions en cette matière. »

Et, en effet, tout pharmacien qui n'a pas obtempéré aux injonctions de la loi sur ces différents points peut être considéré comme n'exerçant pas régulièrement la pharmacie.

Même en matière de serment, nous pourrions citer trois exemples de sanction apportée par les tribunaux à cette obligation, qui paraît maintenant surannée, du serment professionnel :

En 1850, en effet, la Cour de Paris, dans une affaire Allorge, appliqua les peines prévues par l'article 36 de la loi de l'an XI pour officine ouverte sans prestation de serment. (Ces peines sont : 25 à 600 francs d'amende et 3 à 10 jours de prison.)

En 1880, le tribunal d'Étampes rendit un jugement sur la même question.

Enfin le 10 janvier 1901, le tribunal de Clamecy entra dans la même voie ; nous ne saurions mieux faire que de rapporter, à ce sujet, les observations présentées par M. Crinon dans son *Répertoire de Pharmacie* (1901, p. 232 et 233) :

« Nous avons publié, dit-il, dans le *Répertoire* (année 1880, p. 376) un jugement rendu par le tribunal correctionnel d'Étampes, le 16 juin 1880, dans des circonstances que nous rappellerons en quelques mots : Un pharmacien d'une commune de l'arrondissement d'Étampes avait provoqué des poursuites contre un médecin, pourvu du diplôme de pharmacien, qui était venu s'établir dans la même commune et qui délivrait des médicaments à ses malades; ce médecin-pharmacien fut condamné à 25 francs d'amende pour n'avoir pas déposé son diplôme à la préfecture et pour n'avoir pas prêté le serment prescrit par l'article 16 de la loi de germinal; d'autre part, le jugement déclarait que le pharmacien plaignant n'était pas recevable dans son action civile, parce qu'il n'avait pas prêté serment et que, par conséquent, il exerçait lui-même dans des conditions illégales.

« Nous avons, à cette époque, critiqué le jugement du tribunal d'Étampes, et nous nous exprimions, à ce sujet, dans les termes suivants : « Le « pharmacien ne peut faire plus que de déposer « son diplôme; il ne peut pas envoyer au préfet une « sommation d'avoir à recevoir son serment; il est « obligé d'attendre que ce fonctionnaire veuille bien « le convoquer, et nous trouvons étrange qu'un « tribunal décide qu'il doit supporter la peine d'une « négligence dont il est absolument innocent. »

« Le jugement du tribunal d'Étampes n'avait pas été frappé d'appel, de sorte qu'il est devenu défi-nitif, mais nous sommes convaincus qu'en appel ou en cassation, si l'on avait voulu épuiser toutes les juridictions, on aurait facilement obtenu que cette sentence fût réformée.

« Tout récemment, un autre tribunal s'est prononcé dans le même sens que celui d'Étampes. Les pharmaciens de Clamecy avaient provoqué des poursuites contre un élève en pharmacie, nommé Lefeurre, qui avait ouvert une officine avec le concours d'un prête-nom, nommé Mélard. Le tribunal de Clamecy a prononcé, le 10 janvier 1901, la condamnation des deux prévenus, dont l'un fut reconnu coupable d'exercice illégal de la pharmacie, tandis que l'autre était considéré comme son complice ; mais l'intervention des pharmaciens de Clamecy comme partie civile n'a pas été accueillie par le tribunal, sous prétexte qu'ils étaient eux-mêmes dans une situation illégale, étant donné qu'ils n'avaient pas accompli la formalité du serment prescrite par l'article 16 de la loi du 21 germinal.

« Mis au courant de ce qui s'était passé, nous n'avons pas hésité à conseiller à nos confrères de Clamecy d'aller en appel et, dans le cas où la Cour d'appel aurait confirmé la sentence des premiers juges, nous les aurions invités à se pourvoir en cassation, afin de ne pas laisser se renouveler des décisions judiciaires que nous considérons aujourd'hui encore comme critiquables. Malheureusement, avant que l'affaire vînt en appel, l'élève Lefeurre est décédé, et les pharmaciens de Clamecy ont fait acte de sagesse en se désistant ; il n'en est pas moins regrettable que cette circonstance imprévue ait mis nos confrères de Clamecy dans l'obligation de renoncer à faire redresser une décision judiciaire que nous regardons comme absolument fantaisiste. »

Nous continuons l'énumération des devoirs *préliminaires* du pharmacien :

4° **Choix d'un local convenable.** — Il est évident que les pharmaciens doivent établir leurs pharmacies dans un local approprié, les munir des appareils et ustensiles nécessaires pour la bonne préparation des médicaments, et les pourvoir des médicaments et drogues inscrits au Codex. Nous renvoyons, sur ce point, aux indications données par M. le professeur DUPUY dans son *Traité de pharmacie.*

5° **Vérification des produits tirés du commerce.** — Il suffit d'énoncer cette obligation sans y ajouter aucun commentaire. Nous aurons, d'ailleurs, à revenir sur ce sujet, quand nous parlerons de la tromperie sur la qualité de la marchandise vendue.

Mentionnons enfin, parmi ces premiers devoirs des pharmaciens, l'*inscription de leurs élèves,* conformément au décret du 15 février 1860. Pour que leurs élèves puissent se faire inscrire, soit au secrétariat de l'École, soit au greffe de la justice de paix, il leur faut un certificat. Ce certificat, les pharmaciens doivent le leur délivrer.

Nous indiquons, en passant, qu'il est prudent de le délivrer sur une feuille de papier timbré à 0 fr. 60 pour éviter une amende possible.

GÉRANCE DE LA PHARMACIE

LA PHARMACIE UNE FOIS INSTALLÉE, QUI DOIT LA GÉRER?

On peut formuler la même question de plusieurs façons différentes, et dire, suivant les cas :

Le pharmacien qui vient d'acquérir une officine doit-il la gérer lui-même ?

Peut-il la faire gérer par un tiers, diplômé ou non ?

Peut-il s'adjoindre (au point de vue pécuniaire seulement) un associé, un bailleur de fonds ?

Avant de répondre séparément à chacune de ces questions, posons, d'abord, un principe général, absolu ; la jurisprudence est aujourd'hui unanime pour nous permettre de l'énoncer clairement :

« Nul ne peut tenir une officine de pharmacie, s'il n'est en même temps propriétaire du fonds et muni du diplôme de pharmacien. »

D'où nous tirons cette première conséquence qu'une personne non pharmacien ne pourrait posséder une officine, **même en confiant la gestion à un pharmacien titulaire.** Et la raison en saute aux yeux : il est certain qu'un gérant salarié, non responsable en somme, et souvent insolvable, ne peut suppléer le pharmacien. La responsabilité du propriétaire de la pharmacie est la meilleure garantie d'une bonne gestion, et la santé publique est directement intéressée à cette bonne gestion. (Voir à ce sujet les raisons très judicieuses déduites par M. le professeur Dupuy, dans son *Cours de pharmacie*, pages 81 et 82.)

Malgré l'évidence de cette proposition, les tribunaux se laissaient aller jadis, et encore à une époque assez rapprochée, à tolérer la possession d'une officine par un non-pharmacien, à la condition qu'il la fît gérer par un titulaire diplômé.

Nous citerons, dans ce sens, les décisions suivantes :

Cour de Paris, 31 juillet 1851 (*Dalloz*, 1852, 5. 420 et *Sirey*, 1851, 2. 807).

Cour de Paris, 15 février et 15 mars 1859 (*Dalloz*, 1859, 5. 31).

Cour de Riom, 22 février 1862 (*Dalloz*, 1862, 1. 493).

Cour de Nîmes, 2 avril 1887 (cité par *Gazette des Tribunaux* du 10 septembre 1898).

Mais le principe contraire, consacré par la Cour de cassation, est universellement admis maintenant sur tout le territoire.

Voici la liste des principales décisions qui l'ont consacré (par ordre chronologique) :

Cour de cassation, 23 juin 1859 (*Dalloz*, 1859, 1. 288 et *Sirey*, 1859, 1. 531).

Cour de cassation, 23 août 1860 (*Dalloz*, 1860, 1. 419 et *Sirey*, 1861, 1. 392).

Cour de cassation, 31 mai 1862 (*Dalloz*, 1862, 1. 493).

Cour de cassation, 8 avril 1864 (*Sirey*, 1864, 1. 431).

Cour de Paris, 19 février 1869 (*Dalloz*, 1871, 2. 81).

Cour de Bordeaux, 24 mai 1874 (*Sirey*, 1875, 2. 101).

Cour de cassation, 25 mars 1876 (*Journal du Palais*, 1876, 418).

Cour de cassation, 22 avril 1880 (*Dalloz*, 1880, 1. 354).

Cour de cassation, 24 octobre 1889 (*Pandectes françaises*, 1890, 1. 164).

Cour de Bordeaux, 14 mars 1890 (*Recueil de Bordeaux*, 1890, 2. 70).

Tribunal de Marseille, 1er juillet 1890 (*Recueil d'Aix*, 1890, 2. 260).

Cour de Paris, 17 février 1891 (*Gazette des tribunaux*, 7 mars 1891).

Tribunal correctionnel de la Seine, 30 juin 1894 (*Gazette des tribunaux*, 29 juillet 1894).

Tribunal de commerce de Nantes, 11 décembre 1895 (dont nous reproduisons les termes).

Tribunal de commerce de la Seine, 18 juin 1896 (*Gazette des tribunaux*, 10 juillet 1896).

Tribunal de commerce de Rouen, 23 avril 1897 (cité par *Crinon : Répertoire de pharmacie*, 1897, page 268).

Cour de Paris, 20 mai 1897 (*Gazette des tribunaux*, 23 juin 1897).

Tribunal de la Seine, 23 juillet 1897 (*Gazette des tribunaux*, 28 août 1897).

Cassation (requêtes), 21 juin 1898 (*Gazette des tribunaux* des 22 juin et 26 septembre 1898).

Cour de Paris, 28 juin 1898 (*Gazette des tribunaux*, 10 septembre 1898).

Tribunal de Saint-Quentin, 7 juillet 1898 (*Répertoire de pharmacie*, 1899, page 31).

Tribunal de Valence, 5 mai 1899 (*même Répertoire*, 1899, page 468).

Tribunal de Marseille, 2 mars 1901 (*même Répertoire*, 1901, page 322 et suivantes).

Voici les termes du jugement du tribunal de Nantes ; ils ont le mérite d'être très explicites :

« Attendu... que l'article 25 de la loi de germinal, qui porte que nul ne pourra ouvrir une officine de pharmacie, préparer ou vendre des médicaments s'il n'a pas été reçu, ne peut avoir d'autre sens que d'exiger que le propriétaire de la pharmacie soit muni d'un diplôme ;

« Qu'il faut dire, en conséquence, que la loi a entendu prohiber toute exploitation d'une officine de pharmacie par une société formée par un diplômé et un non diplômé ; qu'en effet l'ouverture d'une officine n'est pas seulement le fait de celui qui la gère, mais bien de tous ceux qui ont un droit de propriété dans cette officine et qui en partagent les bénéfices ;

« Attendu que si le dédoublement de la propriété et de la gestion peut, dans certains cas, n'offrir aucun inconvénient, il en est d'autres où ce mode est des plus dangereux ; que la loi a voulu l'interdire d'une façon absolue plutôt que de laisser la possibilité de graves abus se glisser à la faveur d'une appréciation facultative accordée aux tribunaux : que la jurisprudence décide donc, d'accord avec la loi, que, dans toutes les combinaisons où le pharmacien n'est pas plein propriétaire de l'officine, l'individu non diplômé qui se réserve une part quelconque est en contravention ;

« Que, par suite, il faut dire que la société en commandite ne doit pas être considérée comme légale et répondant aux exigences d'une loi spéciale visant la sécurité de la santé publique ; que cette forme de société, comme les autres, doit être déclarée nulle, en tant que constituée pour l'exploitation d'une officine de pharmacie entre un diplômé et un non diplômé, bien que la gérance eût été exclusivement réservée au pharmacien muni de son diplôme. »

Nous complétons les motifs de ce jugement par les deux considérants suivants extraits d'une décision du tribunal de commerce de Rouen, en date du 23 avril 1897, plus haut visée :

«... Attendu qu'aux termes des articles 1 et 2 de la déclaration royale du 25 avril 1777, confirmée par l'article 25 de la loi du 21 germinal an XI, les pharmaciens doivent posséder et exercer personnellement leurs charges ; que ces deux textes sont encore en vigueur et régissent actuellement encore la profession de pharmacien. »

. . . .

« Attendu que, dans ces conditions, il faut dire, comme l'a fait la Cour de Paris dans son arrêt du 29 décembre 1893, que l'intérêt de la santé publique s'oppose à toutes les combinaisons, quels qu'en soient le titre et la forme, dans lesquelles le pharmacien diplômé ne serait pas le maître absolu de l'officine, non seulement au point de vue technique, mais encore au point de vue financier et commercial, d'où sa liberté d'action pourrait être entravée dans une mesure quelconque par une intervention intéressée...... Déclare nul l'acte d'association dont s'agit. »

Du principe général que nous avons posé, nous allons tirer toute une suite d'autres conséquences :

Tout d'abord, disons que : **serait nulle la société en nom collectif ayant pour objet la vente au détail de produits pharmaceutiques, qui serait gérée à la fois par un associé pharmacien diplômé (chargé de la partie technique) et par un autre associé non diplômé (chargé de la partie commerciale et financière de l'entreprise).** — A l'appui de cette nouvelle proposition, on peut citer la plupart des jugements et arrêts (1) qui consacrent le principe général lui-même ; et, à cet égard encore, nous faisons la même observation : pendant un temps, les tribunaux tolérèrent la situation illégale du pharmacien qui s'unissait à une autre personne pour faire valoir son officine ; un jeune diplômé ne pouvait par ses propres ressources acquérir une pharmacie ; sa situation était digne d'intérêt ; il cherchait des ressources chez autrui ; les juges, guidés par un sentiment de générosité, trop compréhensible pour être blâmé, laissaient consommer l'illégalité.

Sans doute, ces sortes d'association existent encore, et l'excuse qu'elles peuvent invoquer est que, pendant longtemps, elles furent considérées

---

(1) Voir surtout l'arrêt de la Cour de cassation (Chambre des requêtes) du 21 juin 1898, plus haut cité.

sinon comme licites, du moins comme tolérées.
Mais nous ne saurions trop insister sur ce fait que
l'ancienne jurisprudence est complètement abandonnée, et que, par une plus stricte interprétation
de la loi, les cours et tribunaux considèrent comme
radicalement nulles les associations entre pharmaciens et non-pharmaciens en vue de l'exploitation
d'une officine.

Ajoutons aussitôt que, si cette prohibition paraît
un peu dure pour le pharmacien pauvre, qui se
voit ainsi privé de l'exercice d'une profession pour
laquelle il s'est préparé, elle est salutaire pour le
bailleur de fonds qui — comme cela s'est rencontré
malheureusement trop souvent — s'est laissé leur-
rer par un titulaire de diplôme peu consciencieux.
Supposons, en effet, que ce dernier devienne insolvable, qu'il fasse des dettes énormes? Ses créanciers saisiront le fonds de pharmacie ; et il sera
impossible à son associé de former une demande en
revendication des objets saisis, quand bien même le
local où est installé le pharmacien serait loué à son
propre nom. — En effet, n'étant pas pharmacien, il
ne peut, légalement, être propriétaire du fonds de
pharmacie. Et ceci est si vrai que le tribunal de la
Seine (30 août 1868. *Dall.* 69. 3-54) appliqua un
jour ce principe à la femme même du pharmacien.
Ce pharmacien avait fait de mauvaises affaires ; il
fut saisi par ses créanciers. Sa femme, qui était

séparée de biens, voulut revendiquer les objets saisis, en faisant remarquer qu'elle les avait achetés et payés de ses propres deniers et qu'elle avait loué le local en son nom. Le tribunal la déclara mal fondée dans sa demande, et affirma que, seul, son mari était propriétaire du fonds de pharmacie, ainsi que du mobilier et des marchandises qui le garnissaient.

Une autre application du même principe — et qui découle directement de la précédente — a été faite par un arrêt de la cour de Paris du 28 juin 1898 (1) (*Gazette des tribunaux* du 10 septembre 1898) qui décide **qu'un pharmacien ne peut faire apport de son officine à une société en commandite** « puisqu'il transférerait à cette société la proprieté d'un fonds qu'il ne doit pas aliéner, pour pouvoir continuer l'exercice de sa profession ». Le même arrêt ajoute qu'il n'y a pas lieu de distinguer suivant qu'il s'agit de la préparation et de la vente en gros ou en détail des produits pharmaceutiques.

Autre application des mêmes principes : **Les élèves non diplômés ne peuvent acquérir une**

---

(1) Cet arrêt confirmait un jugement du tribunal de commerce de la Seine du 1ᵉʳ mars 1897, reproduit par la *Gaz. des trib.* du 12 mars, et par Crinon (*Répertoire de Pharmacie*, 1897, p 168).

pharmacie, et celui qui la vendrait ferait un acte nul dont les conséquences pourraient être fort dommageables, tant à l'acquéreur qu'à lui-même. Ce qui fait qu'on ne semble pas très fixé sur cette application, dans le monde des étudiants et même dans celui des pharmaciens établis, c'est que, pendant un certain temps, la jurisprudence était moins rigoureuse qu'elle ne l'est aujourd'hui. C'est ainsi que les Cours d'appel avaient validé la vente, par un pharmacien, faite à un élève, pourvu que ce pharmacien se fût réservé, jusqu'à l'obtention du diplôme de l'élève, le droit de contrôle et de surveillance sur la pharmacie, et, par là même toute la responsabilité civile et pénale.

Voir : C. Paris, 30 juillet 1851 (déjà cité) ; C. Paris, 27 décembre 1853 (Sirey, 1855, 7.105) ; C. Lyon, 22 mai 1861 (Sir. 1862, 2. 39).

Mais la Cour de cassation a condamné radicalement cette jurisprudence, notamment dans son arrêt du 13 août 1888 (Sirey, 1888, 1. 415), et nous ne saurions trop engager les étudiants de troisième année à songer à cette jurisprudence (qui fait loi aujourd'hui) et à ne point se laisser engager dans des contrats dont nous avons pu constater tous les dangers chaque fois qu'un procès naissait d'achats prématurés.

Dans un ordre d'idées voisin des questions que

nous venons d'envisager, nous allons maintenant nous proposer le problème suivant : Un pharmacien, à lui seul, peut-il avoir deux pharmacies ?

Appliquant les principes déjà posés, nous répondrons : non. **Un pharmacien, à lui tout seul, ne peut avoir deux pharmacies**, parce que, même en supposant les deux officines dans la même ville, dans le même quartier, il lui serait impossible d'exercer une surveillance utile sur les deux. (Voir à cet égard : arrêt de la Cour de Paris du 19 août 1830 *a contrario*, P. chron. et une décision du Tribunal de Troyes du 31 janvier 1894, condamnant à 500 francs d'amende et à des dommages-intérêts un pharmacien qui avait une officine à Troyes et une seconde à Sainte-Savine, faubourg de cette ville.)

Tout autre serait le cas, bien entendu, où deux pharmaciens s'étant associés pour exploiter deux officines, chacun d'eux serait attaché d'une manière continue à chacune des deux pharmacies. Car, ne l'oublions pas, ce que le législateur veut, ce que l'intérêt de la santé publique exige, c'est que le pharmacien soit, sinon toujours, du moins le plus souvent possible à son officine. On peut même poser comme principe que, dans la pensée du législateur, *le pharmacien doit toujours être présent à son officine*, pour surveiller la fabrication et la vente des remèdes, pour détenir la clef des substances vénéneuses, etc.

Mais il ne faudrait pas, évidemment, exagérer la portée de ce principe. La présence *permanente* du pharmacien à l'officine est un mythe. Pourquoi ? Parce qu'il lui est matériellement impossible de ne pas s'absenter dans la journée ; parce que la loi elle-même tolère implicitement son absence, en lui permettant d'être investi de fonctions électives : conseiller municipal, conseiller général, conseiller d'arrondissement, député ou sénateur ; et le pharmacien élu ne pourra être à la fois à son officine et à l'assemblée politique dont il est membre. Enfin, la loi, dans certains cas, *exige* même que le pharmacien ne soit pas chez lui, et qu'il abandonne, pour un temps, son officine : nous ne noterons que l'exemple des pharmaciens chargés des inspections annuelles. (Il y a bien d'autres cas : M. FERRAND, au congrès des pharmaciens de France et de l'étranger, en 1867, citait ceux du pharmacien obligé de faire partie du jury et du pharmacien faisant ses vingt-huit ou ses treize jours de période d'instruction militaire, etc.)

Ne quittons pas le sujet qui vient de nous occuper sans nous poser la question de savoir si l'**association faite entre un médecin et un pharmacien** est licite ? La Cour de Paris (31 mai 1866, P. 1867, 226) a jugé qu'une telle association était **illicite**, parce qu'elle reposait sur une combinaison frauduleuse destinée à tromper le public par l'appât de consultations, gratuites en apparence, et rétribuées en réalité, quand le médecin donnait ces consultations dans un cabinet dépendant de l'officine. (Dans l'espèce, le pharmacien exécutait les ordonnances et tous deux partageaient les bénéfices tirés de la vente des médicaments.)

Donc, une telle association doit être considérée comme illicite : nous ajoutons, pour rendre hommage à la vérité, que les parquets hésitent toujours à poursuivre, et que la sanction manque le plus souvent.

La question, enfin, s'est posée de savoir s'il était possible, légalement, de constituer **un syndicat mixte de médecins et de pharmaciens.** La Cour de Douai, réformant un jugement rendu le 10 août 1901 par le tribunal correctionnel de Lille, qui s'était prononcé pour la légalité de cette sorte de syndicat, a statué en ces termes, le 11 novembre 1901 (*Répertoire de pharmacie*, 1901, p. 540) :

« Attendu que, ni dans son esprit ni par son texte, la loi du 21 mars 1884 n'autorisait les membres du corps médical à se constituer en associations syndicales, non seulement avec les membres des autres professions similaires ou connexes appelées à bénéficier de ses dispositions, mais même entre eux et pour la défense de leurs intérêts exclusive-

ment communs ; qu'en effet, d'après l'interprétation
donnée à cette loi par la Cour de cassation dans son
arrêt du 27 juin 1885, le droit de se syndiquer
ensemble, et à plus forte raison avec d'autres, était
refusé aux médecins, qui, à la différence des pharmaciens, n'ont à défendre aucun intérêt commercial
ou industriel, ni par suite aucun intérêt économique
se rattachant à ceux-ci ;

« Attendu, il est vrai, que, reconnaissant par
là même le bien-fondé de cette interprétation contraire aux prétentions des médecins, le législateur
a estimé, pour des considérations d'un ordre tout
spécial, devoir introduire en leur faveur, dans la
loi du 30 novembre 1892 sur l'exercice de la médecine, une dérogation aux règles générales posées par
la loi organique des syndicats, mais que cette disposition exceptionnelle ne doit leur bénéficier que
dans les limites où elle leur a été concédée par
l'article 13 ; que ce texte ne confère aux médecins
que le droit de se syndiquer entre eux pour la
défense de leurs intérêts professionnels et non pour
la défense des intérêts pouvant leur être communs
avec toutes autres professions similaires ou connexes ; que tout au plus pourrait-on prétendre que
l'article 13 autorise spécialement, mais alors et par
là même limitativement, une association syndicale
commune entre les médecins, les chirurgiens-
dentistes et les sages-femmes ;

« Attendu, d'autre part et surtout, que, si cette association syndicale peut être constituée dans les conditions de la loi du 21 mars 1884, c'est-à-dire suivant les règles de forme qu'elle a prescrites, elle ne peut cependant l'être avec la même portée et la latitude absolue concédées aux membres des autres professions, telles que celle des pharmaciens, visées par ladite loi ; qu'en effet, si l'article 13 de la loi de 1892 autorise l'exercice de l'action syndicale accordée aux médecins, chirurgiens dentistes et sages-femmes à l'égard de toutes les personnes, il le leur interdit expressément, par dérogation à la règle générale dont bénéficient les pharmaciens, à l'égard de l'État, des départements et des communes ; que, dans ces conditions, on ne saurait concevoir et le législateur n'a pu prévoir, entre pharmaciens et médecins, pour la défense de leurs intérêts communs, une association par laquelle, en maintes circonstances, les intérêts des uns seulement et non ceux des autres pourraient légalement être défendus ;

« Attendu enfin et au surplus que si, dans leur exercice, les professions de médecin et de pharmacien ont de nombreux points de contact, c'est qu'ils tendent, mais par des procédés tout différents, les uns d'ordre scientifique, les autres d'ordre manuel, au but qui leur est commun avec la presque universalité des professions : la santé et le bien-être des individus, mais qu'elles sont radicalement séparées par tout ce qui différencie une profession purement libérale d'une profession essentiellement commerciale; qu'on ne saurait les considérer comme des professions connexes concourant toutes deux à l'établissement de produits déterminés et partant rentrant dans le cadre délimité par l'article 2 de la loi du 21 mars 1884 ;

« Attendu que, de ces considérations comme de l'information et des débats, il résulte que, sous le titre d'*Union médico-pharmaceutique de la région du Nord*, un syndicat professionnel entre médecins et pharmaciens a été constitué à Lille en juin 1901, en tous cas depuis moins de trois ans, lequel a continué à fonctionner jusqu'à ce jour ; que ce syndicat, réunissant des membres qui n'exercent ni la même profession, ni des métiers similaires, ni des professions connexes concourant à l'établissement de produits déterminés et auxquels n'a pas été conféré le droit de se syndiquer entre eux, a été constitué en violation de la loi ;

« Attendu que les dix prévenus reconnaissent leur qualité d'administrateurs de ce syndicat, laquelle est, d'ailleurs, établie par les documents produits ; qu'ils ont conservé les fonctions malgré l'invitation qui leur a été faite par le parquet d'avoir à dissoudre leur association ;

« Par ces motifs, la Cour, faisant droit à l'appel du procureur général, infirme le jugement attaqué ;

« Déclare les prévenus convaincus d'infraction aux lois des 21 mars 1884 et 30 novembre 1892, et, pour réparation, les condamne solidairement chacun à 16 francs d'amende et aux dépens ;

« Fixe à deux mois la durée de la contrainte par corps ;

« Et, attendu qu'aucun des prévenus n'a subi de condamnations antérieures à la prison pour crime ou délit de droit commun, dit qu'il sera sursis à l'exécution de l'amende prononcée à l'égard de chacun d'eux (1). »

*
* *

Au principe général que le pharmacien doit être propriétaire de son officine, nous allons trouver quelques **dérogations**.

La première de ces exceptions vise les officines qui ne sont pas ouvertes au public, particulièrement celles réservées à l'usage des **sociétés de secours mutuels**. Ces sociétés, instituées par la loi du 15 juillet 1850, dans un but de bienfaisance, sont reconnues établissements d'utilité publique et placées sous la surveillance des pouvoirs publics. V. Cass., ch. crim., 17 juin 1880 et le rapport de M. SALLANTIN, *Gaz. des trib.* 28-29 juin 1880.

(1) Au cours de l'impression de notre travail, la Cour de cassation (chambre criminelle) a consacré cette solution, sur le pourvoi dirigé contre l'arrêt de Douai (mars 1902).

La loi du 1er avril 1898 prévoit, dans son article 8, le cas **d'unions de ces sociétés**, en vue d'organiser, notamment, en faveur des membres participants, des soins et secours énumérés dans le premier article de la loi, spécialement la *création de pharmacies ;* la loi ajoute : « dans les conditions déterminées par les lois spéciales sur la matière ». Ces derniers mots pouvaient donner matière à interprétations diverses et l'application de la loi n'a pas été sans soulever quelques difficultés.

L'une d'elles est survenue dans les circonstances suivantes :

Le syndicat des pharmaciens des Bouches-du-Rhône avait poursuivi une société de secours mutuels de Marseille d'abord, puis soixante-dix-huit autres sociétés, sous prétexte, d'une part, qu'elles vendaient les produits sortant de leurs pharmacies aux adhérents, au lieu de les leur délivrer gratuitement et, d'autre part, qu'elles les débitaient non seulement à leurs adhérents, mais encore aux membres de leurs familles.

Les sociétés ainsi poursuivies ont été acquittées en première instance et en appel. Le syndicat des pharmaciens des Bouches-du-Rhône s'est pourvu en cassation.

La Cour suprême a décidé que rien dans la loi de 1898 ne fait aux sociétés de secours mutuels une obligation de délivrer à leurs membres

gratuitement les médicaments sortis des pharmacies
par elles installées, et, en outre, qu'aucune disposition de cette loi n'exclut du bénéfice des livraisons faites les membres des familles des adhérents,
l'article premier de la loi prévoyant, au contraire,
la participation des familles des adhérents aux
avantages assurés par les sociétés de secours
mutuels.

Le pourvoi, en conséquence, a été rejeté.

Voici le texte de ces arrêts intéressants :

COUR DE CASSATION (chambre criminelle).

Audience du 22 décembre 1900.

Affaire Simon (Jules) contre Berrot, pharmacien

« La Cour,

« Ouï, à l'audience publique d'hier, M. le conseiller Accarias, en son rapport, M. Chabrol en ses
observations à l'appui du pourvoi, M. Sabatier en
ses observations en faveur de la défense et M. l'avocat général Feuilloley, en ses conclusions:

« ... Sur le second moyen, pris de la violation
tant des articles 1er de la déclaration royale du
25 avril 1777 et 25 de la loi du 21 germinal an XI
que des principes qui régissent les sociétés de
secours mutuels :

« Attendu que la violation des textes visés au moyen consisterait en ce que les médicaments de la pharmacie de la société philanthropique des commis et employés de la ville de Marseille ne sont pas dans tous les cas distribués gratuitement ;

« Mais attendu qu'il ne résulte ni de ces textes ni d'aucun autre que la gratuité absolue soit une condition essentielle de la délivrance des médicaments dans les pharmacies créées par les sociétés de secours mutuels ; que, sans doute, aux termes des articles 1 et 8 de la loi du 1er avril 1898, ces pharmacies ne peuvent fournir leurs médicaments qu'aux membres des dites sociétés ou à leurs familles, mais qu'il appartient aux sociétés elles-mêmes de déterminer le mode et les conditions de cette fourniture ;

« Attendu, d'autre part, que si les principes qui régissent les sociétés de secours mutuels s'opposent à ce qu'elles fassent des actes de commerce, on ne saurait qualifier ainsi les distributions de médicaments faites, à titre onéreux, dans leurs pharmacies, alors que les prix sont établis, comme le constate l'arrêt, dans des conditions telles que l'opération ne perd pas son caractère d'assistance ; que ces prix constituent, en réalité, un simple supplément de cotisation, destiné à couvrir les frais de la pharmacie ;

« Sur le troisième moyen, pris de la violation des

articles 1 et 8 de la loi du 1er avril 1898, et 7 de la loi du 20 avril 1810 par défaut de motifs;

« Attendu, en fait, que la société philanthropique des commis et employés de la ville de Marseille a fondé une caisse facultative de secours aux familles des sociétaires, et que la pharmacie de la société délivre des médicaments aux familles des sociétaires qui ont régulièrement adhéré à cette caisse ;

« Attendu que, selon le pourvoi, les articles 1 et 8 de la loi du 1er avril 1898 ne permettraient de délivrer des médicaments aux familles des sociétaires qu'autant qu'une cotisation spéciale serait payée à cet effet, indépendamment de la cotisation personnelle des sociétaires eux-mêmes;

« Mais attendu qu'aux termes de l'article 1er de la susdite loi, les sociétés de secours mutuels ont pour objet, notamment, *d'assurer à leurs membres participants et à leurs familles des secours en cas de maladie, blessures ou infirmités*, qu'il résulte de la loi que, si une cotisasion spéciale peut être exigée par les statuts de la société à l'effet d'assurer des secours aux familles des sociétaires, la loi elle-même n'impose, à cet égard, aucune obligation ;

« Attendu, d'autre part, que c'est à tort que le pourvoi reproche à l'arrêt attaqué de ne s'être pas expliqué sur la question de savoir si, dans l'espèce la susdite cotisation spéciale était ou n'était pas payée ; qu'en effet, aucunes conclusions n'avaient été prises pour l'obliger à se prononcer sur cette question ;

« Par ces motifs, et attendu que l'arrêt attaqué est régulier en la forme, rejette le pourvoi de Simon (Jules) contre l'arrêt de la Cour d'Aix, du 21 décembre 1899, chambre correctionnelle, qui a renvoyé des fins de la poursuite le pharmacien Berrot et autres. »

COUR DE CASSATION (chambre criminelle).

Audience du 22 décembre 1900

Affaire Simon (Jules) contre Bonnet, pharmacien.

« La Cour,

« Ouï...

« Sur les deux premiers moyens... (les motifs de ces deux moyens sont identiques à ceux de l'affaire Simon et Berrot) ;

« Sur le troisième moyen pris de la violation de l'article 7 de la loi du 20 avril 1810 ;

« Attendu que dans ses conclusions, la partie civile prétendait que les sociétés fondatrices de la pharmacie étaient seules propriétaires à l'exclusion des sociétés simplement adhérentes, lesquelles, dès lors, n'auraient eu aucun droit à la distribution des médicaments, et que, d'après le pourvoi, l'arrêt attaqué ne se serait pas expliqué à cet égard en termes assez précis ;

« Mais attendu qu'il est dit dans l'arrêt, qu'en entrant dans ce syndicat aux conditions stipulées, elles (les sociétés de secours mutuels) sont devenues propriétaires de la pharmacie et ont ainsi le droit de bénéficier de tous les avantages réservés à chacune des sociétés faisant partie du syndicat, qu'aucune différence n'existe, quant à ce, entre les sociétés fondatrices et les sociétés abonnées ; que les droits sont les mêmes pour toutes ; que chacune d'elles est devenue copropriétaire au même titre, jouit des mêmes avantages, et, aux termes de l'article 17 du règlement du syndicat, perdrait sa part de propriété si elle venait à se retirer de l'association ;

« Attendu que ces motifs répondent explicitement aux conclusions de la partie civile, d'où il suit que le moyen manque en fait ;

« Par ces motifs, et attendu que l'arrêt attaqué est régulier en la forme, rejette le pourvoi de Simon (Jules) contre l'arrêt du 21 décembre 1899, par lequel la Cour d'Aix, chambre des appels de police correctionnelle, a renvoyé des fins de la poursuite le pharmacien Bonnet et autres. »

*
* *

Si les pharmacies mutualistes peuvent être gérées par un pharmacien non propriétaire de l'officine, **ce dernier ne pourrait, par ailleurs, posséder une autre pharmacie.**

C'est ce qui résulte d'un jugement du tribunal correctionnel de Limoges rendu le 9 mai 1900, rapporté dans le *Répertoire* de M. Crinon (1900, p. 469), et qui est ainsi conçu :

« Attendu, en droit, qu'il résulte de l'ensemble de la législation sur l'exercice de la pharmacie, et notamment de la combinaison des articles 1 et 2 de la déclaration du roi du 25 avril 1777 et 25 de la loi du 21 germinal an XI, qu'un pharmacien doit gérer personnellement son officine ; que, dès lors, il ne peut être en même temps propriétaire d'une officine dans un lieu et gérant d'une autre dans un autre lieu ;

« Attendu, en fait, qu'il est établi, par les documents de la cause, que du 8 janvier au 9 février 1900, Berger, propriétaire et titulaire d'une pharmacie aux Lilas, près Paris, a géré, à Limoges, la pharmacie des sociétés de secours mutuels de cette ville ;

« Attendu que, sur la plainte du syndicat des pharmaciens de la Haute-Vienne, M. le procureur de la République a fait assigner Berger à comparaître à l'audience du 26 février dernier, pour avoir, à Limoges, pendant la période sus-indiquée, exercé illégalement la profession de pharmacien, alors qu'il était déjà propriétaire d'une pharmacie ouverte et exploitée sous son nom, aux Lilas, près Paris, et le faire condamner à l'amende édictée par l'article 6 de la déclaration du 25 avril 1777 ;

« Attendu qu'à ladite audience, Berger s'est présenté en personne et a demandé le renvoi de la cause au 21 mars ; que ce renvoi a été ordonné, du consentement du ministère public et du représentant du Syndicat qui a déclaré se porter partie civile ; qu'à l'audience du 21 mars, Berger a comparu en personne et a sollicité un nouveau renvoi au 2 mai : que ce renvoi a été accordé en présence du ministère public et du représentant du syndicat ;

« Attendu que, ledit jour, Berger n'a pas comparu ; qu'il y a lieu de donner défaut contre lui ;

« Attendu, au fond, qu'il s'est rendu coupable, comme il vient d'être établi ci-dessus, du délit qui lui est imputé ; que la peine édictée par l'article 6 de la déclaration de 1777 ne peut être diminuée, l'article 463 du Code pénal ne pouvant être appliqué, même en présence de circonstances atténuantes ;

« Attendu que Berger, ayant été remplacé comme directeur de la pharmacie des sociétés de secours mutuels de Limoges, qui ne lui appartenait pas, il n'y a pas lieu d'ordonner que cette pharmacie sera fermée ;

« Par ces motifs :

« Le tribunal donne défaut contre Berger, faute par lui de comparaître, bien que régulièrement cité ;

« Pour le profit, le déclare coupable d'avoir à Limoges, du 8 janvier au 9 février 1900, exercé illégalement la profession de pharmacien, alors qu'il était déjà propriétaire d'une pharmacie ouverte et exploitée sous son nom, aux Lilas, près Paris ;

« Et, lui faisant application des articles 6 de la déclaration du 25 avril 1777, 25 de la loi du 21 germinal an XI, et 194 du Code d'instruction criminelle, le condamne à 500 francs d'amende ;

« Disant droit aux conclusions de la partie civile : Attendu que le tribunal a les éléments nécessaires pour apprécier le préjudice qui lui a été causé et qui est fort minime ;

« Condamne Berger à lui payer, à titre de dommages-intérêts, la somme de 1 franc et en tous les dépens. »

M. Berger ayant formé opposition à ce jugement, il est intervenu, le 18 juillet 1900, un nouveau jugement confirmatif du premier, sauf application de la loi Bérenger.

***

Les **sociétés coopératives** ne pourraient bénéficier de l'exception admise en faveur des sociétés de secours mutuels et s'adjoindre un gérant, muni du diplôme de pharmacien, pour tenir des produits pharmaceutiques délivrés à la vente. (Comp. C. Paris 17 novembre 1887 ; *Gazette des tribunaux* du 3 décembre ; et trib. corr. de la Seine [10° chambre] du 10 mai 1889, cité en note : *Gazette des tribunaux*, du 26 septembre 1898.) La Cour de cassation (chambre civile) a rendu, sur ce point, un arrêt très intéressant (22 avril 1901), sur le pourvoi formé par le syndicat des pharmaciens de la Loire-Inférieure contre un arrêt de la Cour de Rennes, du 12 décembre 1898, statuant au profit de la société de consommation de Trignac.

M. le conseiller Faye a présenté dans cette affaire le rapport suivant (*Gazette des tribunaux*, des 17-18 mai 1901) :

Faits. — La société de consommation de Trignac achète des médicaments qu'elle distribue à ses membres qui les paient avec des jetons représentant, non seulement le prix de revient, mais encore une certaine somme, dit l'arrêt attaqué, destinée « à couvrir les frais généraux, à amortir ceux d'installation, et à constituer un fonds de réserve ».

Le syndicat des pharmaciens de la Loire-Inférieure a vu dans ce fait une contravention à l'article 25 de la loi du 21 germinal an XI et elle a assigné le président de la société devant le tribunal de Saint-Nazaire pour s'entendre faire défense de continuer et pour s'entendre condamner à 500 francs de dommages-intérêts. Elle relevait, en outre, un fait de vente à une personne étrangère à la société.

Le tribunal a statué en ces termes le 25 mars 1898 :

« Attendu que Favreau, agissant en qualité de président des pharmaciens de la Loire-Inférieure, a assigné... etc., à comparaître devant le tribunal de Saint-Nazaire pour voir dire et juger que c'est à tort et sans droit que ladite société vend et débite des produits pharmaceutiques, s'entendre faire défense de le faire à l'avenir, et ce sous une contrainte à déterminer, s'entendre, pour le préjudice causé, condamner en 500 francs de dommages-intérêts;

« Attendu que les faits sur lesquels la société demanderesse entend fonder ses prétentions sont constatés par procès-verbal de Rabeau, huissier à Saint-Nazaire, en date du 5 octobre 1896 ; que ces faits ne sont pas déniés par la société défenderesse, mais qu'il n'en est prouvé aucun autre et qu'aucune offre de preuve n'est faite par le demandeur ; qu'en

effet, si des poursuites ont été précédemment exercées à la requête du ministère public, elles n'ont
pas été précédées d'une information régulière, et le
jugement du 24 février 1897 se borne à constater
qu'aucun fait personnel ne peut être reproché au
prévenu Puissant ; que, sans doute, les factures
produites par la maison Coutelaz prouvent que la
société civile de consommation de Trignac a acheté
des drogues et médicaments, mais qu'en dehors
des deux faits relatés dans le procès-verbal du
24 février 1896, la vente, le débit ou la distribution
ne sont pas établis ;

« Attendu que la société défenderesse reconnaît
avoir distribué entre parties tout ou partie de ces
médicaments, mais que son aveu est indivisible et
qu'elle affirme n'avoir distribué de médicaments
qu'entre ses membres, qui les payaient avec des
jetons, après dosage préalablement fait lors de la
vente par le pharmacien ;

« Attendu que ce fait ne peut constituer ni une
vente, ni un débit ; qu'en ce qui concerne la vente,
elle ne se comprend pas sans la translation de propriété ; que la remise des jetons prouve, au contraire,
que les membres de la société étaient co-propriétaires des médicaments achetés avec l'argent
commun antérieurement à la livraison qui leur en
était faite ; qu'en outre, il n'est pas reconnu que la
société fît un bénéfice, la différence qu'elle avoue

entre le prix d'achat en gros et le prix de la livraison étant, dit-elle, minime, et représentant seulement les frais généraux de distribution ; et que, quant au débit, il implique la répartition en paquets, le dosage des médicaments achetés en gros ;

« Attendu que les articles 25 et 33 qui sont des textes de loi pénale, et qui, par conséquent, doivent recevoir une interprétation stricte, limitative, ne prohibent que la préparation, la vente et le débit ;

« Attendu, en ce qui concerne les deux faits relatés dans le procès-verbal sus-énoncé, que le premier fait ne constitue ni une vente, ni un débit, puisque l'enfant qui a acheté du sulfate de quinine a payé en jetons délivrés aux membres de la société ; qu'il n'est pas fait mention que la valeur de ces jetons fût supérieure au prix pour lequel la société avait elle-même acheté le médicament livré ; et qu'enfin il est constaté par le procès-verbal lui-même que les 50 centigrammes de sulfate de quinine délivrés suivant ordonnance du Dr Barlun étaient répartis en deux doses ; que le deuxième fait, au contraire, constitue une vente, alors même que les faits articulés par la société défenderesse seraient prouvés, puisqu'il est d'ores et déjà établi et reconnu que les deux paquets d'antipyrine ont été remis à un individu étranger à la société ; que, si minime que soit le préjudice causé au syndicat demandeur, il y a donc lieu de retenir ce fait comme élément

de dommages-intérêts, et de déclarer non con-
cluante l'articulation de la société défenderesse ;

« Par ces motifs :

« Le tribunal dit non concluants les faits articulés
par la société défenderesse ; la condamne à payer à
Favreau la somme de 50 francs à titre de dommages-
intérêts, lui fait défense de vendre à l'avenir des
produits pharmaceutiques sous une contrainte de
10 francs par contravention ; dit qu'il n'y a pas eu
débit et que, par conséquent, le tribunal n'a pas à
statuer de ce chef ; fait masse des dépens pour être
supportés par moitié. »

Le syndicat des pharmaciens fit appel et reprit
expressément ses conclusions de première instance.
On lit notamment : « Dire et juger que la société
coopérative devra s'abstenir de vendre, donner ou
remettre des médicaments, soit à des étrangers, soit
même à ses membres, sous une contrainte, etc. »

L'arrêt confirmatif est ainsi libellé :

« Sur l'appel principal :

« Attendu que dans ses conclusions de première
instance, le syndicat des pharmaciens faisait valoir
à l'appui de sa demande de dommages-intérêts que
la société intimée vendait et débitait des produits
pharmaceutiques ; que le jugement attaqué a déclaré
le *fait de débit* non constant par le motif que la
société défenderesse reconnaissait avoir distribué
entre ses membres tout ou partie des médicaments

achetés, mais qu'elle affirmait n'avoir distribué ces médicaments qu'entre ses membres, qui les payaient avec des jetons et après dosage préalablement fait par le pharmacien lors de la vente, et que cet aveu était indivisible;

« Attendu, que, de ce chef, le jugement n'a point été frappé d'appel, et qu'il a acquis l'autorité de la chose jugée;

« Attendu, en ce qui concerne le fait de vente, le seul qui soit soumis à l'appréciation de la Cour, qu'il est de doctrine que les dispositions de la loi visée par le syndicat des pharmaciens ne sont point applicables aux communautés qui, ayant acheté régulièrement des médicaments à l'aide de leurs ressources collectives, les affectent à la consommation de leurs membres, en proportion des besoins de chacun d'eux; qu'à la vérité, dans les articles 30 et 31 des statuts de la société de Trignac, il est question de ventes faites aux associés, mais, qu'en réalité, ceux-ci ne font que répartir entre eux, suivant leurs besoins, les marchandises qui ont été achetées, de telle sorte que chacun reçoit une part de ces marchandises, moyennant le remboursement de la somme qui a été payée pour son compte aux fournisseurs; qu'ainsi, l'état d'indivision dans lequel les associés co-propriétaires se sont d'abord trouvés cesse par un partage successif, lequel est déclaratif de propriété; d'où il suit que l'associé qui reçoit sa part la tient juridiquement du vendeur;

« Attendu qu'il importe peu que, les associés étant convenus de grossir d'une certaine somme le prix de revient, à l'effet de couvrir les frais généraux, d'amortir ceux d'installation et de constituer un fonds de réserve, l'associé qui reçoit sa part fasse, en même temps qu'il rembourse la somme payée pour son compte, un versement proportionnel qui est la contre-partie des frais dont sa part est grevée; qu'en effet, cette combinaison n'est point de nature à modifier les effets juridiques du partage;

« Sur l'appel incident (sans intérêt);

« Par ces motifs, et adoptant ceux qui ont déterminé les premiers juges :

« Déboute le syndicat de son appel; réduit à 10 francs la somme allouée à titre de dommages-intérêts; confirme, pour le surplus. »

DISCUSSION

Moyen unique. — Violation de l'article 25 de la loi du 21 germinal an XI, et des règlements qui régissent la pharmacie, en ce que l'arrêt attaqué a déclaré licite le fait par une société coopérative de débiter des médicaments à ses sociétaires.

L'article visé dans le moyen est ainsi conçu :

« Nul ne pourra obtenir de patente pour exercer

la profession de pharmacien, ouvrir une officine de pharmacie, préparer, vendre et débiter aucun médicament, s'il n'a été reçu suivant les formes voulues jusqu'à ce jour, ou s'il ne l'est, dans l'une des écoles de pharmacie, ou par l'un des jurys, suivant celles établies par la présente loi et après avoir rempli toutes les formalités qui y sont prescrites. »

Ainsi, la loi prohibe, non seulement la vente des médicaments, mais encore leur débit, c'est-à-dire leur distribution au détail, sans distinguer le cas où cette distribution est faite à titre gratuit ou à titre onéreux, et cela, non dans l'intérêt de ceux qui bénéficient du monopole, mais dans le but de protéger la santé publique; « attendu, dit un arrêt de la Chambre criminelle du 13 mars 1897 (D. 98. 1. 148), que la Cour de Paris fait une interprétation inexacte des lois et règlements applicables à l'exercice de la pharmacie, en reconnaissant à la prévenue le droit de distribuer gratuitement aux malades indigents des médicaments, sans faire aucune distinction entre eux, pourvu qu'ils soient régulièrement préparés. » La distinction établie par cet arrêt vient de ce que la prévenue était une sœur de charité et de ce que la jurisprudence étend aux religieuses de cet ordre la faculté qui a été reconnue aux sœurs des hôpitaux de distribuer gratuitement les remèdes simples, dits magistraux, à l'exclusion des remèdes dits officinaux.

Mais c'est là une disposition exceptionnelle que l'on ne saurait étendre à une société coopérative, et peu importerait, dès lors, que la distribution faite à ses membres eût le caractère d'une vente ou d'un débit gratuit.

Pour échapper à ces conséquences, l'arrêt attribue à cette distribution le caractère d'un partage, avec effet déclaratif, de telle sorte que le sociétaire acquéreur serait censé tenir sa propriété directement de celui qui a vendu à la société, laquelle n'aurait, dès lors, joué aucun rôle dans l'acquisition. Comment voir un partage, dit le demandeur, dans une opération qui ne concerne que quelques associés et dans des proportions variables ? Comment dire que la société n'a joué aucun rôle, alors que la loi du 24 juillet 1867, dans son article 53, reconnaît aux sociétés coopératives la personnalité civile? De ce qu'elle a une personnalité distincte de celle de chacun de ses membres il résulte nécessairement que c'est bien elle qui a acquis les médicaments et qui en a ensuite transmis la propriété à ceux de ses sociétaires qui en payaient le montant.

Ce qui a eu lieu, c'est réellement une vente ; cette qualification lui est donnée par les statuts eux-mêmes comme le constate l'arrêt, qui ajoute que chaque sociétaire payait avec un jeton d'une valeur non seulement équivalente au prix de revient, mais représentant une majoration destinée à couvrir les frais généraux, l'amortissement de l'installation, et la constitution d'un fonds de réserve.

C'est pourquoi les sociétés coopératives, même distribuant des denrées exclusivement à leurs membres, ont toujours été considérées comme faisant des ventes, et le mémoire ampliatif dit qu'elles sont soumises à la patente (en quoi il nous paraît contenir une erreur, la jurisprudence du Conseil d'État, rapportée au supplément de Dalloz, v° *Patente* n° 548, n'assujettissant à cet impôt que les sociétés coopératives dont les magasins sont en réalité ouverts au public). Elles sont assujetties, en tout cas, aux déclarations imposées à tous ceux qui veulent se livrer à la vente au détail des boissons (Crim. rej. 20 juin 1873, Dal. 73. 1. 392) : « Attendu, dit cet arrêt, qu'il importe peu qu'au lieu d'être livrées au public, les boissons le soient seulement à ceux qui font partie de la société et à leurs familles ; que, quoique restreinte à une classe de personnes, l'opération n'en constitue pas moins le débit de boissons que la loi fiscale a voulu atteindre. » Et le tribunal de la Seine a jugé *in terminis* que l'opération d'une société coopérative qui achète des médicaments pour les livrer à ses sociétaires dans les mêmes conditions que l'espèce actuelle contrevient aux lois qui régissent la pharmacie (Dal. Supp. v° Société, n° 2192, note 2). C'est ce qui aurait été jugé également par un arrêt de la Cour de

Paris, du 24 novembre 1897, que nous n'avons pas trouvé dans les recueils et qui, répondant par avance à l'argument que l'arrêt attaqué prétend tirer de la situation des communautés, porterait : « qu'il ne s'agit pas d'une communauté, achetant des denrées à l'aide de ressources collectives et les affectant à la consommation de ses membres, en proportion des besoins de chacun ».

Il y a donc, en réalité, vente. Mais peu importe, puisque le débit lui-même est interdit, fût-ce à titre gratuit. L'arrêt se refuse à examiner la question, en se fondant sur ce que l'appel ne portait pas sur ce point. C'est une erreur inexplicable. En première instance, les pharmaciens avaient conclu en ces termes : « Dire et juger que c'est à tort et sans droit que la dite société vend et débite des produits pharmaceutiques. » Le jugement dit qu'il n'y a pas eu débit, le fait de distribuer des médicaments aux sociétaires ne constituant « ni une vente ni un débit ».

L'appel est fait par le syndicat « pour, porte l'acte, les torts et griefs que lui cause le dit jugement, » et on lit dans le même acte : « Voir adjuger à mon requérant les conclusions par lui prises en première instance. »

Dans les conclusions ultérieures insérées aux qualités, il est dit : « Dire et juger que la société coopérative de consommation de Trignac devra s'abstenir de vendre, donner ou remettre des médicaments soit à des étrangers, soit même à ses membres. » Il est impossible de formuler d'une manière plus précise qu'on demande la réformation du jugement, aussi bien sur le chef du débit, que sur celui de vente et le mémoire juge inutile d'insister davantage.

Le demandeur conclut à la cassation.

La Cour, après avoir entendu la plaidoirie de M⁰ Chabrol et les conclusions de M. l'avocat général Sarrut, à statué en ces termes :

« La Cour,

« Sur le moyen unique du pourvoi ;

« Vu l'article 25 de la loi du 21 germinal an XI ;

« Attendu que cet article interdit le débit et la vente des médicaments à toute personne qui n'est pas munie d'un diplôme régulier de pharmacien ;

« Attendu qu'il résulte, tant de l'arrêt attaqué que du jugement dont il a adopté les motifs, que la société de consommation de Trignac achète en gros des médicaments qu'elle livre à ceux de ses sociétaires qui en ont besoin, moyennant la remise d'un jeton, dont la valeur représente une somme destinée « à couvrir les frais généraux, à amortir ceux « d'installation et à constituer un fonds de réserve » ;

« Attendu que la Cour d'appel a vu, à tort, dans cette opération, un simple partage déclaratif de propriété ; qu'il ne s'agit pas d'une acquisition faite par des communistes, avec des ressources collectives et suivie d'une répartition faite entre eux, en proportion de leurs droits, d'objets achetés pour leur compte ; que la société coopérative est, aux termes de l'article 53 de la loi du 24 juillet 1867, une personne civile distincte de ses membres, et qui acquiert et possède par elle-même ; qu'en cédant au détail, moyennant un prix convenu, à ceux des sociétaires qui s'adressaient à elle, des médicaments qu'elle a achetés avec ses ressources, elle leur en transmet la propriété, ce qui constitue à la fois une vente et un débit, en contravention de la loi ; qu'en décidant le contraire, l'arrêt attaqué a violé l'article de loi sus-visé.

« Casse et renvoie devant la Cour d'appel d'Angers. »

*
* *

Les raisons qui font admettre que le pharmacien d'une société de secours mutuels peut exercer sa profession sans être propriétaire de l'officine sont au moins aussi fortes lorsqu'il s'agit des **pharmaciens des hospices et hôpitaux :** « Ils peuvent, a déclaré la Cour de cassation, quoique n'agissant pas pour leur compte personnel, préparer et composer toutes sortes de médicaments. » (Cass., 34 mai 1862. P. 1863, 302.)

*
* *

Il y a une dernière exception au principe que la pharmacie doit être gérée par le propriétaire lui-même. En effet, dans l'intérêt de la famille du défunt — pour conserver la clientèle — et aussi dans l'intérêt du public qui pourrait manquer de médicaments pendant un temps plus ou moins long, l'article 44 de l'arrêté du 25 thermidor an XI, complété par l'article 17 du décret du 22 août 1854 **autorise la veuve d'un pharmacien à tenir l'officine ouverte pendant un an** (à compter du jour du décès de son mari), à condition de présenter un élève, de vingt-deux ans au moins, à l'acceptation d'une école supérieure ou d'une école préparatoire de pharmacie, qui désigne, en outre, un pharmacien diplômé pour diriger et surveiller les opérations de l'officine. — L'année une fois finie, la veuve ne peut plus tenir ouverte la pharmacie ; toute autorisation qui lui serait donnée à cet égard serait illégale.

On s'est demandé si cette exception, faite en faveur de la veuve, ne pourrait pas être étendue aux autres héritiers du pharmacien, s'il meurt veuf avec enfants. Le sort des orphelins est évidemment tout aussi intéressant que celui de la veuve, et il semblerait qu'il y eût bien des raisons pour assimiler leur sort à celui de cette dernière.

Malheureusement, la loi est étroitement conçue; elle ne parle que de la veuve, et les tribunaux semblent ne point vouloir étendre ses dispositions à d'autres qu'à elle (V. notamment C. Caen, 2 avril 1873. P., 1874, 194).

Mais nous ne pouvons faire cette constatation sans signaler l'étrange contradiction du législateur. — En refusant à l'orphelin ce qu'il accorde à la veuve, il se donne un démenti formel : en effet, il y a peu de temps encore, il ne considérait pas la veuve comme une héritière du mari, et pourtant il lui accordait le droit de conserver son officine et d'hériter en réalité de lui par ce moyen, tandis que les enfants, qui ont toujours été considérés comme les héritiers naturels du père, sont dépouillés brusquement de la possession de l'officine.

La veuve pouvait du moins surveiller la vente de l'officine ; les enfants, eux, sont peut-être en bas âge, incapables par conséquent de discerner quel est leur véritable intérêt, et la loi les prive de l'année de répit qu'elle accorde à la veuve (même sans enfants !).

LE PHARMACIEN COMMERÇANT

LE PHARMACIEN EST-IL UN COMMERÇANT ?

Il est d'usage, dans tous les traités de jurisprudence qui s'occupent de la pharmacie, de traiter longuement cette question.

Nous ne les imiterons pas ; car, quel que soit notre désir de ne considérer le pharmacien que comme un homme de science, nous devons nous incliner devant l'évidence. **Le pharmacien**, sous notre législation actuelle, **est considéré comme un commerçant :** c'est un fait acquis.

La qualité de commerçant entraîne de nombreuses charges pour lui :

Le pharmacien doit, d'abord, se munir d'une **patente ;** et la contribution qu'il doit payer, de ce chef, varie suivant qu'il vend en gros, en demi-gros ou en détail, suivant le chiffre de population des villes ou communes où il exerce, et enfin suivant la valeur locative des immeubles qu'il habite.

De plus, il doit tenir des **livres de commerce,** dont trois sont obligatoires :

1° Le livre journal, présentant, jour par jour, les dettes et les créances, et énonçant, mois par mois, la somme employée à la dépense de la maison ;

2° Le livre d'inventaire, portant, année par année, un inventaire de ses effets mobiliers et immobiliers, de ses dettes actives et passives ;

3° Le copie de lettres, comportant la copie de toutes les lettres que le pharmacien envoie. (Il doit mettre celles qu'il reçoit en liasses.)

Ces livres doivent être cotés et paraphés au tribunal de commerce et à la mairie, et conservés pendant dix ans. Les deux premiers (livre journal et livre d'inventaires) doivent, de plus, être visés et paraphés une fois par an.

Le pharmacien a un double intérêt à bien tenir ces divers registres : intérêt pécuniaire d'une part, car il ne pourra les produire en justice (s'il y a lieu) que s'ils sont régulièrement tenus ; — intérêt moral, ensuite, car, en cas de faillite, ou si ses registres contiennent de fausses indications, il devient justiciable des tribunaux criminels et peut être condamné pour banqueroute.

Nous venons de prononcer le mot de faillite ; et c'est encore une conséquence de la qualité de commerçant qu'on attribue au pharmacien : il peut, s'il a cessé ses paiements, *tomber en faillite.* Et si, comme nous venons de le dire, ses livres sont incomplets ou irrégulièrement tenus, il peut être déclaré *banqueroutier simple* et être puni des peines correctionnelles ; s'il a fait de frauduleuses déclarations, il peut être déclaré *banqueroutier frauduleux*, et puni de peines criminelles.

Le pharmacien doit, en outre (toujours à cause de sa qualité de commerçant), faire afficher au tribunal de commerce son contrat de mariage, avec indication du régime adopté (communauté, séparation de biens, régime dotal) ; il doit également faire afficher les jugements de divorce, de séparation de corps ou de biens qui pourraient être prononcés entre lui et sa femme. Ces publications, on le comprend, ont pour but de faire connaître à tous ceux qui pourraient contracter avec le pharmacien quelles sont les garanties que présentent les époux.

Enfin, les pharmaciens (toujours en leur qualité de commerçants) sont **justiciables des tribunaux de commerce.**

C'est ainsi qu'un pharmacien ayant une difficulté avec un autre pharmacien auquel il vient d'acheter ou de vendre une officine, doit porter son action devant le tribunal de commerce.

Même compétence si une difficulté surgit entre un pharmacien et un droguiste, un voiturier, un bandagiste, un fournisseur quelconque : la difficulté doit être portée devant le tribunal de commerce.

Au contraire, si la contestation a lieu entre un pharmacien et son élève en pharmacie, la jurisprudence décide généralement (1) que ce n'est plus le tribunal de commerce, mais bien le tribunal civil qui est compétent. — Il en est de même des contestations entre pharmaciens et médecins, et de celles entre les pharmaciens et leurs clients. (Celles-là sont toujours du ressort de la juridiction de droit commun : nous aurons à en reparler d'ailleurs.)

Il nous suffira de dire, pour le moment, que pour les contestations entre les pharmaciens et leurs élèves, ou entre les pharmaciens et les médecins, ou encore entre les pharmaciens et leurs clients, les difficultés doivent être portées devant le juge de paix, si la somme en litige ne doit pas dépasser 200 francs, et devant le tribunal de première instance, si la somme réclamée est supérieure à 200 francs.

---

(1) Voir, en sens contraire, une décision du tribunal de commerce d'Alger, du 8 février 1895 (*Répertoire de pharmacie* Crinon, 1897, p. 420) qui statue d'ailleurs dans une question d'espèce. Quant aux conseils de prud'hommes, saisis parfois de ces questions, il est bien évident qu'ils sont incompétents (consulter notamment le jugement du tribunal de commerce de la Seine, du 23 avril 1901, reproduit dans le *Répertoire de pharmacie*, 1901, p. 326).

DÉBIT DES DROGUES ET PRÉPARATIONS

DÉBIT DES DROGUES ET PRÉPARATIONS

Posons les principes, la loi à la main. Nous en déduirons ensuite les conséquences, en fournissant des exemples pour chaque cas particulier.

La loi de germinal (article 32) s'exprime ainsi :

« Les pharmaciens ne pourront livrer et débiter des préparations médicales ou drogues composées quelconques que d'après la prescription qui en sera faite par les docteurs en médecine ou en chirurgie, ou par les officiers de santé, et sur leur signature. »

La loi fait allusion dans ce premier paragraphe à ce qu'on appelle usuellement les **remèdes magistraux** ; elle déduit, dans le second paragraphe du même article, une conséquence nécessaire, en disant :

« Ils (les pharmaciens) ne pourront vendre aucun **remède secret.** »

Et, dans le troisième paragraphe, ce même article de loi en arrive aux **remèdes officinaux** en déclarant :

« Ils (les pharmaciens) se conformeront, pour les préparations et compositions qu'ils devront exécuter et tenir dans leurs officines, aux formules insérées et décrites dans les dispensaires ou formulaires qui ont été rédigés, ou qui le seront par la suite par les Écoles de médecine » (aujourd'hui le Codex.)

Enfin un quatrième paragraphe porte ceci : les pharmaciens « ne pourront faire, dans les mêmes lieux ou officines, aucun autre commerce ou débit que celui des drogues et préparations médicinales ». — Nous ajoutons immédiatement, pour ne plus avoir à revenir sur ce dernier point, qui est tout à fait secondaire, que le but de la loi est de prohiber ce commerce ou ce débit étranger à la pharmacie *dans l'officine même ;* mais un pharmacien pourrait avoir un magasin distinct et séparé, où, avec l'aide d'un gérant, il pourrait faire tout autre commerce que celui des médicaments ou des drogues.

Une autre remarque s'impose : c'est que la loi de germinal n'indique pas de sanction pour les différentes prescriptions que nous venons d'énumérer ; mais on trouve cette sanction (1) dans un texte non abrogé (arrêt du Parlement de Paris du 23 juillet

---

(1) On avait autrefois décidé que l'arrêt du 23 juillet 1748 avait été implicitement abrogé par la loi du 21 germinal an X et que l'article 32 de cette loi n'avait dès lors plus de sanction, puisque l'arrêt de règlement dont nous avons parlé imposait déjà aux pharmaciens les mêmes obligations que

1748), du moins pour ce qui touche aux remèdes magistraux et officinaux : la pénalité prévue est 500 francs d'amende.

Pour mieux examiner les principes que nous venons d'énoncer, nous allons étudier successivement les huit hypothèses suivantes :

1° Qu'arrivera-t-il si le pharmacien délivre des médicaments, autres que ceux du Codex, sans ordonnance ?

2° Quelle sera la situation, si l'ordonnance a été délivrée par des personnes qui n'ont pas qualité pour le faire ?

3° Quid, si l'ordonnance est illisible, ou si la signature qui est au bas ne peut être déchiffrée ?

celles portées dans l'article 32 de la loi de germinal, et que cette dernière loi, en reproduisant ces prescriptions, sans reproduire la pénalité qui y était attachée, avait eu l'intention de supprimer ladite pénalité. Mais cette jurisprudence, consacrée notamment par un arrêt de la Cour de cassation du 26 mai 1837 (Dalloz, *Jur. gén.*, v° Médecine, n° 178), a été abandonnée (Cour de cassation, 7 février 1851, D. P., 1852, 5, 35 et 25 mars 1876. Dall., Suppl., v° Médecine, n°s 131 et 29). On pourrait prétendre avec quelque raison que les pénalités étant essentiellement de droit étroit, on ne peut les étendre par voie d'assimilation ; dire que la loi de l'an XI doit avoir la même sanction que l'arrêt de 1748 parce qu'elle reproduit ses prohibitions, constitue un raisonnement dont la justesse n'est pas démontrée ; mais appliquer à toute la France une pénalité qui n'avait de raison d'être que dans le ressort du Parlement de Paris semble violer directement nos principes de droit pénal.

4° Quelle responsabilité le pharmacien encourra-t-il si le médicament délivré n'est pas conforme à l'ordonnance ?

5° N'y a-t-il pas des cas exceptionnels où les pharmaciens doivent ne pas se conformer à l'ordonnance, et n'encourent-ils pas de responsabilité s'ils l'exécutent à la lettre ?

6° Que doit-on faire de l'ordonnance ? Doit-on la rendre au client ou la conserver, ou trouver un moyen terme ?

7° Quand un médicament a été exécuté une première fois, le pharmacien peut-il, en se référant à l'ordonnance ancienne, délivrer une seconde fois ce médicament sans ordonnance nouvelle ?

Enfin 8° : cas où l'ordonnance indique une spécialité, sans en indiquer la composition et en se contentant d'en marquer le nom habituel.

Cette dernière hypothèse nous amènera naturellement à parler des remèdes secrets, et nous aurons vu, ainsi, tout l'ensemble de l'un des articles les plus importants de la loi de germinal.

PREMIER POINT

Les pharmaciens, avons-nous dit, ne peuvent livrer et débiter de préparations médicinales ou drogues composées quelconques, que d'après la prescription des docteurs en médecine ou des officiers de santé, et sur leur signature.

C'est ainsi qu'un pharmacien nommé Mulot a été condamné à 500 francs d'amende pour avoir vendu sans ordonnance un *mélange de manne, de séné et de sulfate de potasse* (Cass., 8 février 1867 et, sur renvoi, Paris, 2 mai 1867).

Nous relevons, quelques années plus tard, une condamnation pour vente sans ordonnance *de pommade de belladone et de calomel* (Cass., 25 mars 1876, P. 1876, 416).

Plus récemment (le 30 octobre 1894), le tribunal de la Seine (9° chambre) condamne à 25 francs d'amende et 2.000 francs de dommages-intérêts un pharmacien du faubourg Poissonnière, pour avoir délivré de l'acide phénique sans ordonnance du médecin. Les faits ont été rapportés par les journaux, au moment du procès : Une cuisinière, nettoyant la fenêtre de sa cuisine, s'était piquée sous l'ongle à un morceau de zinc; elle s'était transportée chez le pharmacien en question ; un élève lui avait délivré de l'eau phéniquée à 2 p. 100. Elle eut l'imprudence de prolonger les lotions pendant de nombreuses heures, et le doigt se gangrena. La phalange même finit par tomber. C'est dans ces conditions qu'elle poursuivit, comme partie civile, le pharmacien. Le tribunal prononça la peine que nous venons de noter.

Autre exemple plus récent encore (tribunal correctionnel de Lyon, 9 août 1897, jugement reproduit dans la *Gazette des tribunaux* — novembre 1897) : M. C..., pharmacien à Lyon, était cité devant la juridiction correctionnelle pour avoir vendu, sans ordonnance, une pommade épilatoire ayant eu des conséquences nuisibles pour la santé de la personne qui en avait fait emploi. Le tribunal l'a condamné à 500 francs d'amende, en faisant remarquer qu'il importait peu que la drogue ainsi préparée n'ait été destinée qu'à l'usage externe. Nous attirons l'attention sur les motifs qui ont déterminé le tribunal à l'indulgence (c'est-à-dire à l'application de la loi Bérenger) :

« Attendu toutefois, dit-il, qu'il est constant que

C... n'a cru vendre qu'une préparation qui ne constituait pas un médicament véritable ; que si sa bonne foi ne fait pas juridiquement disparaître la contravention relevée contre lui, elle doit être prise en considération dans le mode d'application de la peine, etc. »

Il en résulte implicitement que la bonne foi ne fait pas disparaître les contraventions à la loi de germinal dont les peines sont encourues indépendamment de l'intention du contrevenant. Nous ajouterons qu'aucune excuse, non plus, n'est admissible (Dalloz : *Jur. gén.*, vº Médecine, nº 153) (voir aussi arrêt de la C. de Paris du 13 novembre 1897, *Gazette des tribunaux* du 10 mars 1898).

Au point de vue administratif même, la délivrance d'un médicament sans ordonnance peut avoir de sérieux inconvénients. Nous citons un exemple qui n'a qu'un intérêt rétrospectif (à cause de la loi du 19 avril 1898 sur l'unification des diplômes) ; il est bon à retenir cependant car, en matière d'administration, il est plus facile d'agir par voie d'assimilation qu'en matière pénale, et les inconvénients auxquels nous faisons allusion pourraient renaître sous mille formes variées. Voici le fait : Vers l'année 1890, un pharmacien de 2º classe avait commis l'imprudence de délivrer sans ordonnance une assez grande quantité de morphine à la femme et à la fille d'un médecin de la ville où il résidait. L'une de ses deux clientes ayant succombé, il fut poursuivi et condamné.

A la suite de cette condamnation, il jugea qu'il lui était impossible de rester dans le pays, et fit le nécessaire pour s'établir dans le département de l'Aisne. Ayant subi avec succès de nouveaux examens devant l'École d'Amiens, il croyait atteindre le but poursuivi par lui, lorsque le ministre de l'instruction publique prit le parti de refuser son approbation au verdict du jury d'examen devant lequel avait comparu le pharmacien en question ; en conséquence, le pharmacien se trouva dans l'impossibilité de s'établir.

DEUXIÈME POINT

L'ordonnance présentée au pharmacien a été délivrée par des personnes qui n'ont pas qualité pour la rédiger. — Parmi ces personnes (nous ne parlons pas de celles qui sont étrangères à l'art de guérir ou de soigner), nous citerons les *sages-femmes*, et nous allons puiser la situation légale de ces dernières dans une loi récente (car, disons-le en passant, les médecins, les dentistes et les sages-femmes, plus heureux que les pharmaciens, ont obtenu, à la date du 30 novembre 1892, une loi qui règle leurs situations respectives, alors que les pharmaciens sont encore régis par la vieille loi de germinal).

Donc la loi de 1892 porte ceci (art. 4): « Il est interdit (aux sages-femmes) de prescrire des médicaments, sauf le cas prévu par le décret du 23 juin 1873 et par les décrets qui pourraient être rendus dans les mêmes conditions, après avis de l'Académie de médecine. — Les sages-femmes sont autorisées à pratiquer les vaccinations et revaccinations antivarioliques. »

Nous aurons à revenir sur cette question, et sur la nature des médicaments que, par exception, les sages-femmes peuvent ordonner ; contentons-nous ici d'émettre ce principe que les pharmaciens ne doivent pas délivrer de médicaments sur les ordonnances qu'elles voudraient rédiger. — C'est ainsi que le tribunal de Beauvais a condamné un pharmacien à 16 francs d'amende pour avoir délivré du laudanum sur la présentation d'une ordonnance de sage-femme (3 mai 1893, *Gazette des tribunaux* du 9 juillet 1893).

Deux mots en ce qui concerne les dentistes. Ils ont manifestement le droit de rédiger des ordonnances (la loi du 30 novembre 1892 l'implique) ; mais les pharmaciens, en face des prescriptions de l'article 32 de la loi du 21 germinal an XI, et de l'article 5 de l'ordonnance royale du 29 octobre 1846, se trouvent dans l'impossibilité — non pas réelle, mais légale — d'exécuter ces ordonnances (acide arsénieux, morphine, acides phénique et thymique, cocaïne, chloroforme, etc.).

TROISIÈME POINT

Les médicaments ordonnés par les médecins, dit la loi de l'an **XI**, ne doivent être délivrés que « d'après leurs prescriptions et sur leur signature ». — Il en résulte que l'ordonnance doit être lisible, car si elle est illisible et si le pharmacien l'exécute en raisonnant par divination, ce pharmacien commet une contravention à la loi. Donc, conséquence pratique, il faut énergiquement refuser d'exécuter une ordonnance dont toutes les indications ne sont pas lisibles: agir autrement serait s'exposer aux pires désagréments.

Mais si, l'ordonnance étant lisible, la signature est indéchiffrable (ce qui arrive assez fréquemment dans la pratique, les médecins n'étant pas calligraphes), que doit-on faire ?

Si le médicament prescrit est inoffensif, il serait sans doute excessif de ne pas le délivrer, mais s'il comporte des substances dangereuses, il en est tout autrement, et alors nous faisons une distinction : Dans le cas où, sous la signature illisible, le pharmacien reconnaît le nom d'un médecin dont il exécute souvent les ordonnances, il est bien entendu qu'il n'y a aucun inconvénient à délivrer le médicament. — On ne peut forcer les médecins à soigner leur signature. — Mais, dans le cas où cette signature n'évoque aucun nom connu, il ne faut pas exécuter l'ordonnance sous peine d'être responsable civilement comme pénalement.

Voici un exemple : nous le tirons d'un jugement du tribunal civil de la Seine (novembre 1895, dixième chambre : *Gazette des tribunaux* du 15 novembre 1895). Les considérants en sont de toute gravité ; nous en détachons les points utiles suivants :

« Attendu que le pharmacien inculpé soutient vainement qu'il était autorisé, par une pratique constante, à croire que l'ordonnance qu'on lui a présentée et qui était rédigée suivant la formule, avait bien été signée par un médecin, et qu'il n'avait pas l'obligation de rechercher, sous une signature illisible, le nom de celui-ci ; qu'aux termes de la loi, le pharmacien ne doit débiter de drogues composées que d'après la prescription des docteurs en médecine et des officiers de santé et sur leur signature ; qu'il est donc tenu de vérifier non seulement si l'ordonnance est régulière, mais encore si elle est réellement signée d'un médecin ; qu'il ne le fait pas lorsqu'il se contente d'une signature illisible, pouvant émaner du premier venu ; qu'il doit au moins, en pareil cas, interroger son client sur le nom du médecin ainsi que sur son domicile et, si le médecin lui est inconnu, s'assurer à l'aide des annuaires et tableaux officiels, ou tout autrement, que les indications qu'on lui fournit sont exactes ; qu'admettre le contraire, en considération des exigences pratiques de la profession de pharmacien, serait supprimer une des garanties essentielles que le législateur a établies dans l'intérêt de la santé publique ; — Par ces motifs, le tribunal condamne X. (le pharmacien) à 500 francs d'amende. »

A propos de ce jugement, M. Crinon (*Répertoire de pharmacie*, 1896, p. 85) fait les réflexions suivantes :

« La condamnation prononcée ne saurait recevoir notre approbation, attendu qu'il arrive assez fréquemment aux pharmaciens d'exécuter des ordonnances portant une signature illisible et que, le plus souvent, les circonstances dans lesquelles a lieu la délivrance du médicament ne leur permettent pas de recueillir le moindre renseignement sur le nom du signataire et sur sa qualité de médecin. Que de fois les ordonnances sont portées chez le pharmacien par des domestiques ou des employés qui ignorent absolument le nom du médecin de leur patron ! Les malades eux-mêmes ignorent quelquefois le nom de leur médecin ; nous l'avons constaté bien des fois. D'autre part, les magistrats s'imaginent-ils que les listes des médecins, établies par l'autorité compétente, sont complètes et exactes? Si oui, ils sont le jouet d'une illusion. »

Le commentateur, dont nous saluons la haute compétence, est-il dans le vrai en raisonnant ainsi? Répond-il bien à l'argument final et décisif du jugement? Nous craignons que non. Nous reconnaissons, avec lui, quelle est la difficulté pour un pharmacien de recueillir des renseignements sur le médecin qui a signé l'ordonnance ; mais de là à dire qu'il ne doit pas s'assurer si le signataire de l'ordonnance est bien un médecin, il y a loin ! Et il est certain, hors de doute, que — comme le dit le jugement que nous reproduisions tout à l'heure — le législateur exige que le pharmacien fasse cette vérification (de la façon qui lui conviendra, bien entendu) parce que, seul, dans la circonstance, il a qualité pour sauvegarder l'intérêt de la santé publique : ce principe est absolu ; aucune considération ne nous semble devoir prévaloir contre lui.

D'ailleurs, la difficulté n'existe pas pour les petites villes (où les pharmaciens n'ont pas de peine à connaître tous les médecins de la localité); elle n'existe que pour les grandes villes, et si les pharmaciens de ces grandes villes considèrent qu'il y a, pour eux, un intérêt majeur — et nous le croyons

— à connaître d'une façon certaine la signature des médecins dont les ordonnances leur sont confiées, ils n'ont qu'à se livrer à une sérieuse enquête (moins difficile qu'on ne croit, car les médecins ont eux-mêmes intérêt à la chose). Ils n'ont qu'à demander à ces médecins de déposer entre les mains d'une commission nommée à cet effet, non seulement leurs nom et prénoms, mais encore un modèle de leur signature (comme on effectue couramment ce dépôt chez le commissaire de police, en vue de légalisations ultérieures) ; la commission chargée de réunir ces signatures n'aura plus qu'à les classer par ordre alphabétique d'abord, et par quartiers ensuite, et à les faire reproduire par un de ces procédés industriels qui deviennent, chaque jour, plus pratiques et moins coûteux.

Quand tout pharmacien parisien, par exemple, aura, sur sa table, le carnet des signatures et des adresses des médecins, il pourra, devant une signature inconnue, vérifier, reconstituer le nom, demander (s'il y a lieu) des renseignements au médecin signataire ou refuser, en connaissance de cause, d'exécuter une ordonnance libellée par un fraudeur.

Nous ne pensons pas que cette solution soit une utopie. Et si les pharmaciens n'estimaient pas que l'enquête fût possible à faire par eux-mêmes, ils pourraient demander qu'elle fût faite par l'administration. L'Académie de médecine émettrait sans

.doute un avis favorable ; le ministère de l'intérieur et les administrations municipales y donneraient eux aussi leur adhésion, car il s'agit de la santé publique. Nous ne sommes pas éloignés de croire que le ministère de la justice y prêterait également la main, car il y aurait là un moyen d'éviter des fraudes et des contraventions à la loi sur l'exercice de la médecine.

A défaut de ce moyen, nous en signalons un autre qui, si nous ne nous trompons, a été préconisé par le savant professeur de la Faculté de médecine, M. Brouardel : c'est d'exiger des médecins qu'ils rédigent leurs ordonnances sur du papier portant, en tête, leurs nom et adresse. Mais nous ne croyons pas qu'il soit possible d'arriver à un tel résultat sans l'intervention d'une loi, car si, comme nous le disions tout à l'heure, on peut prier (ou même mettre en demeure par voie administrative) les médecins, de faire le dépôt de leur signature — ce qui n'entraîne aucune dépense, aucun embarras — on ne pourrait, en dehors d'un texte de loi, les obliger à se servir de papier à en tête — ce qui implique non seulement l'achat et l'usage de ce papier chez eux, mais encore le transport de ce papier, en plus ou moins grande quantité, pendant tout le cours de leurs visites. Les médecins pourraient voir là une mesure vexatoire, à laquelle ils se plieraient difficilement.

QUATRIÈME POINT

————

Médicaments délivrés par un pharmacien et non conformes à l'ordonnance du médecin.

Le principe est formel : il est absolument interdit de modifier l'ordonnance. Et pourtant, dans la pratique, on la modifie de plusieurs manières. Ces modifications peuvent être plus ou moins graves, suivant qu'elles ont lieu *avant* ou *après* l'ordonnance.

En modifiant par avance l'ordonnance (nous entendons par là la substitution à la drogue ordonnée d'une drogue que le pharmacien a toute prête dans son officine) on ne commet pas toujours une fraude, mais on commet une contravention à la loi de germinal. En effet, les formules magistrales, prescrites pour chaque cas particulier, ne peuvent être préparées à l'avance ; on doit préparer à nouveau un médicament, si ce médicament s'écarte en quoi que ce soit de la formule officinale portée au Codex.

(Voir exemples cités dans l'ouvrage de M. Weil : *De l'exercice illégal de la médecine et de la pharmacie*, p. 219.)

Quant à la préparation *après* l'ordonnance, il est bien certain qu'elle est plus condamnable encore, si elle n'est pas régulièrement exécutée, car elle est faite en connaissance de cause, et l'on peut poser ce principe que, lorsque le pharmacien modifie l'ordonnance, ce n'est pas pour faire entrer dans le médicament des éléments plus chers et meilleurs que ceux indiqués par le médecin ; cette manœuvre peut donc devenir une escroquerie, en même temps qu'elle est une contravention de pharmacie, et l'une des qualifications pourrait bien, devant un tribunal répressif, l'emporter sur l'autre, au grand dommage du pharmacien.

Écartons même l'hypothèse si grave d'une poursuite en escroquerie ou en tromperie sur la qualité de la chose vendue, et ne retenons, pour le moment, que l'infraction aux lois et règlements sur la pharmacie ; les exemples ne nous feront pas défaut ; en voici un premier :

Le 15 juillet 1893, un docteur fut appelé à soigner un jeune enfant, et lui prescrivit une potion dans la composition de laquelle entrait une quantité de 20 centigrammes de musc. A sa visite du lendemain, il remarqua que le médicament présentait une apparence suspecte; notamment, il ne répandait pas l'odeur caractéristique du musc. Une expertise eut lieu. On reconnut que le médicament ne contenait que des traces de teinture de musc (qui ne produit pas les mêmes effets que le musc en nature : le pharmacien avait fait l'économie de ce dernier produit). — Poursuites contre lui. — Le tribunal de la Seine, 8ᵉ chambre (15 décembre 1893) statue ainsi : « Attendu qu'il est défendu aux pharmaciens non seulement de délivrer un médicament sans ordonnance, mais qu'il leur est absolument interdit de *substituer une drogue à une autre*, ou même de modifier arbitrairement, soit la nature, soit les proportions des éléments devant composer le médicament... Condamne à 500 francs d'amende. »

Autre exemple, venant de la Cour de Paris (fin 1894) (1). Nous lisons dans l'arrêt : « Considérant que le débit d'un médicament, dans lequel une drogue a été substituée à celle prescrite par l'ordonnance médicale, ou dans lequel ont été introduits des éléments analogues, mais non identiques à ceux prescrits, tombe sous le coup de l'article 32 de la loi du 21 germinal an XI, aussi bien que le débit sans ordonnance d'un médicament... » Et le même arrêt décide que, lorsque c'est l'*élève* qui a commis

(1) Reproduit dans l'*Union pharmaceutique*, 1894, p. 551.

la faute de faire cette substitution, ce n'est pas lui mais bien le pharmacien lui même qui est responsable, et il le condamne à 500 francs d'amende et aux dépens. Cette dernière particularité, relative à la responsabilité du patron au regard des faits de son élève, est utile à retenir.

CINQUIÈME POINT

N'y a-t-il pas des cas exceptionnels où les pharmaciens doivent ne pas exécuter à la lettre l'ordonnance qu'on leur présente, bien qu'elle soit lisible, signée d'un docteur en médecine, et parfaitement régulière au sens de la loi ? — Les pharmaciens, dans certains cas, n'encourront-ils pas de responsabilité en s'y conformant ?

C'est, comme on le voit, une exception au principe établi tout à l'heure. Mais il n'y a pas de règles sans exceptions. Tout homme peut se tromper. Tout médecin peut commettre une erreur dans l'ordonnance (erreur de dosage, erreur de désignation du médicament, etc.). Cette erreur peut être grave. L'expérience du pharmacien doit la lui révéler ; et, si le remède est dangereux par lui-même, ou si les proportions indiquées sont de nature à préjudicier au malade, il est du devoir de ce pharmacien d'en référer au médecin, et même de se refuser, dans les cas les plus graves, à délivrer la drogue indiquée.

Il engagerait sa propre responsabilité si l'erreur du médecin était manifeste et de nature, par exemple, à entraîner fatalement la mort du malade.

(Voir notamment tribunal de la Seine (4ᵉ chambre) 20 juillet 1881 : *Gazette des tribunaux* du 3 septembre, et les faits de la cause exposés dans Dubrac : *Traité de jurisprudence médicale et pharmaceutique*, p. 573. Voir aussi tribunal de Lectoure, 5 avril 1895 : *Gazette des tribunaux*, du 30 août 1895).

Voici les faits du dernier procès que nous visons : Le docteur X.. et M. Z.., pharmacien, étaient poursuivis sous l'inculpation d'homicide par imprudence, commis sur la personne de Mᵐᵉ C... Le docteur X... avait prescrit par mégarde de la morphine au lieu de quinine, et M. Z... avait exécuté de point en point l'ordonnance, quoique la quantité de morphine indiquée fût tout à fait anormale.

Nous détachons du jugement extrêmement long les considérants essentiels :

« Que l'ordonnance comportait :

Solution de chlorhydrate de morphine .   1 gr. 50
Eau . . . . 90 gr.

« Que le mode d'emploi... était ainsi concu :
Solution claire, la moitié demain de midi à 1 heure,
le reste après-demain ;

« Attendu que la formule ci-dessus ne répond,
d'après les renseignements fournis au tribunal, à
aucun usage habituel de la morphine, ni à l'intérieur ni à l'extérieur ; que si 1 gr. 50 de morphine
peut être employé en injections sous-cutanées, une
pareille quantité d'eau n'est jamais prescrite ; que
le Codex formule la solution au vingt-cinquième,
c'est-à-dire : morphine, 1 gramme ; eau, 24 grammes ;
qu'en outre la morphine, si elle avait dû être
employée en injections dont la durée aurait été de
plusieurs jours, n'aurait pas pu se conserver ;

« Attendu que Z..., sans interroger le commissionnaire, sans se renseigner sur le mode d'emploi,
sans le prévenir qu'il lui remettait un poison
dangereux, s'est borné à apposer sur le flacon, au-
dessous de l'étiquette portant ces mots : pharmacie
Z... solution n°..., la petite bande rouge orange sur
laquelle sont imprimés les mots : « Médicament
pour l'usage externe », interprétant ainsi l'ordonnance, ce qu'il n'avait pas le droit de faire, la
modifiant, s'il est vrai que, lorsque le mode d'emploi n'est pas indiqué dans l'ordonnance, l'usage
interne doit être présumé ;

« Attendu, en outre, que la prudence la plus
élémentaire lui faisait un devoir d'inscrire sur

l'étiquette du flacon : « Poison dangereux ; ne pas boire, etc. » ;

« Attendu que la bande rouge orange avec les mots imprimés : « Médicament pour l'usage externe » indique clairement que Z.. a voulu sauvegarder sa responsabilité ; qu'il est évident que cette bande minuscule, mise sans explication, ne pouvait produire aucun résultat auprès· de gens ignorants non prévenus, ce que l'événement a malheureusement justifié. Par ces motifs, condamne, etc. »

CRINON cite un cas qui résume, dans ses différentes modalités, plusieurs des points que nous venons d'examiner. En 1890, un pharmacien lui écrit pour lui demander son avis sur le cas que voici : il avait reçu d'un malade une ordonnance signée Dr X... ; ce médecin habitait, depuis trois mois seulement la localité voisine de celle où est établi le pharmacien en question.

L'ordonnance était ainsi formulée :

Eau distillée. . . . . 40 gr.
Eau de laurier-cerise. . . . . . . 10 gr.
Chlorhydrate de morphine . . . 3 gr.

Pour injections hypodermiques.

Le pharmacien avait refusé d'exécuter l'ordonnance : 1° parce qu'il ignorait si le signataire de cette ordonnance avait qualité pour prescrire ;

2° parce que l'ordonnance était inexécutable, telle qu'elle était formulée, la dose de morphine prescrite n'étant pas entièrement soluble dans la quantité d'eau; 3° parce que la quantité de substance active portée sur l'ordonnance était supérieure à celle qui se trouve indiquée dans la formule inscrite au Codex.

Comme CRINON le faisait remarquer en signalant cette triple réponse, les deux premiers termes en sont très corrects ; mais le troisième est loin d'être exact. — De ce que le Codex, en effet, indique une formule pour la préparation des solutions de morphine destinées aux injections hypodermiques, il ne s'ensuit pas que le formulaire officiel impose aux médecins l'obligation de ne pas prescrire des quantités de substance active supérieures à celle qui est inscrite dans ladite formule. Les rédacteurs du Codex n'ont pas eu d'autre but que d'y introduire une formule indiquant le dosage des solutions qui doivent être délivrées par le pharmacien, lorsque les médecins ordonnent simplement « solution de morphine pour injections hypodermiques ». A moins que le médecin ne prescrive une dose évidemment néfaste au malade, c'est-à-dire excessive, le pharmacien a le devoir d'exécuter l'ordonnance, sans limiter les doses à celles marquées au Codex.

Un dernier mot sur cette question : On doit assimiler à une erreur du médecin l'oubli, par lui, de mentionner la dose exacte de la drogue, si c'est une drogue dangereuse. En voici un exemple typique (jugement du tribunal de la Seine du 28 juillet 1894) (1) : les époux Forgelot avaient cité devant le tribunal correctionnel le Dr C... et le pharmacien M... : le premier pour avoir délivré une ordonnance prescrivant une potion au calomel à prendre une ou deux fois à une demi-heure d'intervalle, *sans en préciser la dose* ; le second, pour avoir exécuté cette ordonnance dont le libellé était défectueux. Le tribunal dit, entre autres considérants :

« Attendu qu'il est constant que la dame Forgelot, après avoir absorbé ce médicament, a éprouvé les symptômes d'un empoisonnement, a été atteinte d'une affection connue sous le nom de stomatite et a éprouvé une incapacité de travail d'au moins vingt jours ;

« ..... Attendu que cette dame prétend que C..., en ordonnant une potion au calomel sans indiquer la dose de ce médicament, qui est un poison dangereux, et que M..., en exécutant cette ordonnance dont les indications nécessaires pour la préparation de la potion n'étaient pas indiquées, ont commis une imprudence, une négligence ou une inobservation des règlements, qui entraîne à leur

---

(1) Ce jugement est reproduit *in extenso* dans la *Semaine médicale* du 21 février 1894.

égard l'application des articles 319 et 320 du Code pénal ;

« ..... Attendu que la responsabilité pénale des médecins et des pharmaciens peut être encourue en dehors des lois qui régissent leur profession, toutes les fois que les règles de prudence et de bon sens, auxquelles est soumis l'exercice de toute profession, n'ont point été observées ;

« ..... Attendu que M..., en exécutant une telle ordonnance, a non seulement commis une réelle imprudence, mais encore a contrevenu aux dispositions de l'art. 32 de la loi de germinal an XI, qui lui impose l'obligation de se conformer, pour la préparation des remèdes composés, aux prescriptions faites par le médecin quand ces remèdes, comme le calomel, ne sont point inscrits au Codex ;

« Que ladite ordonnance ne portant aucune indication de dose, M... n'aurait pas dû l'exécuter puisqu'il ne possédait point les indications nécessaires pour préparer la potion. »

Ces considérants sont assez clairs pour se passer de commentaire.

SIXIÈME POINT

Que doit faire le pharmacien de l'ordonnance du médecin ? — Certains jurisconsultes prétendent que l'ordonnance, une fois délivrée au pharmacien, devient sa propriété, parce que, seule, elle pourra le justifier, si un accident arrive à la suite de l'administration du remède.

Cette opinion, qui n'a pas d'ailleurs prévalu dans la pratique, peut sembler mauvaise. Le client, en effet, a souvent besoin d'avoir sous les yeux les indications complémentaires inscrites sur l'ordonnance par le médecin. Il est plus simple et plus logique, pour le pharmacien, d'apposer un timbre sur l'ordonnance et d'en prendre une copie, en donnant un numéro d'ordre à ladite ordonnance.

Malgré son étendue, il nous faut reproduire, sur cette question intéressante, l'une des consultations les plus originales qui aient été données. (Note de M. G. Bogelot, avocat de la société de prévoyance et

de l'association générale des pharmaciens de France :
Union pharmaceutique, 1894, p. 568) :

« Laisser le pharmacien garder l'ordonnance qu'il a exécutée présente certains inconvénients. Tout d'abord, le client qui est absolument maître d'agir à sa guise et de choisir le pharmacien qu'il préfère, pour une raison ou pour une autre, peut avoir la fantaisie de ne prendre chez l'un qu'une partie des médicaments portés sur la prescription médicale, et chez un autre tout ou partie des autres. Dans ce cas, et en admettant que les pharmaciens fussent fondés à garder l'ordonnance, quel est celui des deux ou trois pharmaciens ayant participé à la fourniture des médicaments qui garderait la prescription entière ? Il est bien difficile de le dire.

« D'autre part, assez souvent, une ordonnance, en dehors de la liste des médicaments ordonnés, contient toute une série d'indications sur le mode d'emploi des médicaments et d'un régime hygiénique à suivre, et le malade a besoin de se reporter à plusieurs reprises à l'ordonnance pour accomplir la prescription du docteur. Il lui faut donc la garder. A cela on a répondu que le remède serait facile, le pharmacien, dans ce cas, pouvant délivrer une copie de l'ordonnance, certifiée par lui ; mais quelle complication nouvelle que cette copie des ordonnances ! Et quelles responsabilités nouvelles pour le pharmacien, s'il a oublié quelque chose dans cette copie! Et comment, du reste, trouver le temps de procéder à ces copies quand l'officine est très achalandée? Dans les grandes pharmacies, on pourrait, à la rigueur, avoir un employé, un caissier chargé de ce soin, mais dans les moments de presse cela produirait des retards, des lenteurs dont la clientèle ne tarderait pas à se plaindre.

« Ce sera encore bien pis quand il s'agit de petites officines où le pharmacien est seul ou n'a qu'un élève et personne à la caisse. Enfin, dans grand nombre de petites villes ou de petits bourgs, le pharmacien, peu occupé la plupart du temps, fait presque toute sa vente hebdomadaire le ou les jours de marché. Faire une copie de chaque ordonnance, alors que cela ne le dispenserait nullement de l'inscription au registre d'ordonnances de toutes celles qui doivent y figurer obligatoirement, est chose absolument impossible ; et dès lors, le plus souvent, on rend l'ordonnance.

« Enfin, on a encore très justement fait remarquer que si le pharmacien garde l'ordonnance, c'est obliger le client à revenir chez lui quand il faudra la renouveler ; c'est empiéter sur la liberté que doit conserver tout malade de porter sa clientèle où bon lui semble.

« Mais, d'autre part, il y a pour les pharmaciens un danger à ne pas pouvoir conserver la prescription magistrale *en original.*

« Supposez un accident, après l'absorption d'un médicament, on soupçonnera le pharmacien de s'être trompé sur la dose indiquée ; un expert indiquera que le malade est mort pour avoir absorbé telle substance en trop haute dose ; comment le pharmacien se justifiera-t-il et pourra-t-il prouver que l'erreur vient du médecin et non de lui ? Mais, dira-t-on, c'est bien simple ; comme il s'agira très vraisemblablement dans cette espèce d'une substance toxique ou particulièrement active, le pharmacien produira son livre d'ordonnances qu'il sera facile de comparer avec l'ordonnance et on verra de suite à qui l'imprudence est imputable.

« Pas si facile qu'on le croit. Prenons par exemple (le cas est arrivé) une ordonnance prescrivant 8 g. de laudanum ; l'élève du pharmacien lit 8 *grammes* et transcrit 8 grammes sur le registre d'ordonnances ; le malade meurt évidemment d'une intoxication par le laudanum et le médecin déclare qu'il avait prescrit 8 gouttes. L'ordonnance est perdue et ne se retrouve pas. Comment établira-t-on la responsabilité ?

« Enfin, ces jours derniers, je voyais se produire un autre cas, non moins grave, de responsabilité. Un pharmacien reçoit la visite d'un malade à qui il délivre de la liqueur de Van Swieten et 4 grammes de laudanum.

« Quelques jours après, le client se plaint que,

par suite de l'application de la liqueur de Van
Swieten, son bras a enflé, qu'il a dû se faire soigner,
qu'il est resté un mois sans travail, et porte plainte
pour blessure par imprudence. Une instruction est
ouverte et démontre nettement que le plaignant est
dans son tort et que l'application de la liqueur en
question n'est pour rien dans l'aggravation de son
mal. On renonce donc à suivre sur cette inculpation
de blessure par imprudence ; mais comme le malade
avait déclaré qu'il était venu chez le pharmacien
réclamer ces médicaments *sans ordonnance*, on
poursuit le pharmacien du chef de délivrance de
médicaments sans ordonnance (art. 32 de la loi du
21 germinal, an XI).

« Pour sa défense, le pharmacien alléguait que,
tout au contraire des déclarations du plaignant,
celui-ci lui avait apporté une ordonnance émanant
d'un hôpital où on donne des consultations gratuites
avec une signature du reste illisible. Il apportait,
en outre, son registre d'ordonnances, régulièrement
tenu, qui indiquait bien les substances fournies et
l'indication de l'hôpital dont émanait, suivant lui,
la prescription. Néanmoins, le tribunal, s'en rappor-
tant plus au témoin qu'à l'inscription du livre, a
condamné le pharmacien.

« Et si cependant c'était le plaignant qui a menti
à la justice, ce qui serait très probable ; si, comme
l'affirmait le pharmacien, le plaignant avait cherché

à obtenir des dommages-intérêts du pharmacien avant le jugement et ne se refusait à produire l'ordonnance que par rancune d'avoir éprouvé un refus ?

« Si le pharmacien avait gardé l'ordonnance, cela ne serait pas arrivé.

« On a encore objecté à cette rétention des ordonnances par le pharmacien qu'il lui faudrait en conserver des quantités, et pendant de longues années. L'objection n'est pas sérieuse. Toutes les ordonnances d'une année ne feront pas un bien gros volume à conserver. Et quant à les garder longtemps, ce serait bien inutile, car il est bien évident que si, à la suite d'un accident, il était nécessaire de se reporter à une ordonnance, cela ne se produira jamais que dans les semaines ou tout au plus les mois suivants. Enfin, la prescription de tout délit s'opérant au bout de trois ans, en conservant trois ou cinq années d'ordonnances au plus, on aurait toute la sécurité voulue et cela ne serait guère encombrant.

. . . .

« En résumé, il me semble qu'il y aurait à adopter un moyen terme et dire que le pharmacien aura le droit de conserver, pour sa garantie personnelle, *toute ordonnance* contenant prescription de médicaments *actifs toxiques* ou simplement *dangereux* dans leur emploi, chaque fois qu'il le jugera convenable, à charge par lui d'en délivrer une copie complète et revêtue de son cachet. De la sorte, il n'y aurait plus lieu de conserver que ces ordonnances, et les inconvénients résultant de ces copies seraient considérablement diminués. En tous cas, c'est ce que nous conseillerions de faire, même dès à présent. »

Tel est l'avis de M⁰ Bogelot : nous devions en donner les termes mêmes, en raison de l'autorité qu'a acquise la parole de l'avocat de l'Association générale des pharmaciens de France.

SEPTIÈME POINT

———

Le pharmacien peut-il exécuter à nouveau une ordonnance déjà exécutée ?

Il faut dire *non* en principe (V. Cour Paris 12 juillet 1883), car, dans beaucoup de maladies, le médecin est seul juge de la question de savoir si la même médication doit être continuée ou reprise. En livrant le remède sur le vu d'une ordonnance déjà exécutée, le pharmacien commet donc un acte illégal qui, strictement, peut être qualifié d'exercice illégal de la médecine, et poursuivi comme tel, surtout si le remède contient des substances vénéneuses.

Faut-il néanmoins poser ce principe comme absolu ? Nous ne le croyons pas. Tout le monde sait, en effet, que, dans biens des cas, le médecin ayant affaire à une personne nerveuse, qui ne se croirait pas susceptible d'être soulagée sans absorption de médicaments, lui ordonne des drogues absolument inoffensives. Le pharmacien, dans ce cas et dans des cas analogues, ne peut-il, en considération de l'inocuité du médicament, le délivrer sur le vu d'une ordonnance déjà exécutée ?

Il nous semble qu'en le faisant, il ne peut pas tomber sous le coup de la loi pénale.

En ce qui concerne même les substances dangereuses, je recommande la lecture des conclusions de la Société de médecine légale et les appréciations de M. le professeur DUPUY (*Cours de pharmacie* DUPUY, p. 158 et 159.)

Une question se rattachant intimement à la précédente : le pharmacien peut-il considérer comme équivalant à une nouvelle ordonnance la représentation des vases, boîtes, bouteilles, qui ont contenu un médicament, et qui portent le numéro de la formule mentionnée dans une première ordonnance ? — Là encore, nous ferons la même distinction que tout à l'heure, et nous insisterons sur le danger qu'il peut y avoir à délivrer, une seconde fois, un remède dont la dose indiquée sur l'ordonnance a pu être considérée comme suffisante pour la guérison. Il arrive que la prolongation d'un traitement soit une très mauvaise chose, et qu'un médicament même pour l'usage externe (comme une pommade) perde toute son action et devienne même dangereux s'il est employé trop longtemps. Donc, en règle générale, il est sage de refuser de remplir à nouveau le vase, la boîte ou la bouteille, du médicament qui n'a été prescrit qu'une fois par le médecin, si ce dernier n'a pas spécifié lui-même sur l'ordonnance que le traitement devait durer un laps de temps déterminé.

Avant de quitter ce sujet, il est bon de citer une espèce très particulière où le pharmacien a pu, sans tomber sous le coup d'une répression, renouveler un médicament, sans ordonnance du médecin : il s'agit d'un cas, considéré comme étant de force majeure, où le pharmacien avait délivré un mélange de sirop d'éther et de sirop de morphine, pour la seconde fois. Le tribunal correctionnel de Mamers (1), le 10 février 1897, statua par un long jugement, dont nous détachons l'unique considérant qui suit :

« Considérant, en ce qui concerne l'ordonnance du 27 avril 1895, qu'il résulte des débats qu'en raison des accidents graves qui pouvaient se produire chez la malade, il y avait urgence à agir en l'absence du médecin ; que, dans ce cas, qu'on peut véritablement qualifier de cas de force majeure, les prohibitions édictées par les lois et règlements ne sauraient prévaloir et retarder les secours de la rapidité desquels on peut espérer une influence salutaire et parfois le salut lui-même ; qu'ainsi, on ne saurait faire grief à un pharmacien de délivrer

(1) Reproduit, *in extenso*, dans le *Répertoire de Pharmacie* CRINON, année 1897, p. 128 et suivantes.

exceptionnellement un remède composé à un malade en danger, surtout si, comme dans le cas présent, il est avéré que le dit remède n'est préparé que d'après une ancienne ordonnance ;

« Considérant, dès lors, que l'excuse provenant du cas de force majeure est pleinement justifiée;

« Acquitte S... (le pharmacien) et le renvoie des fins de la poursuite sans dépens. »

HUITIÈME POINT

Des huit questions que nous avons énumérées comme pouvant résumer les difficultés inhérentes à la rédaction d'une ordonnance et à la délivrance de médicaments, il ne nous reste plus que la huitième : **cas où l'ordonnance indique une spécialité par son nom, sans en rappeler la composition.**

Pour saisir nettement cette question, et pour en comprendre l'importance, il faut se livrer d'abord à une rapide étude sur les **remèdes secrets**, une spécialité devant être légalement considérée comme ayant ce caractère de remède secret.

Mais, avant d'aborder cette étude, nous reproduisons, avec les commentaires judicieux de CRINON (*Répertoire de pharmacie,* 1900, p. 308 et suivantes ; 1901, p. 467), la jurisprudence relative à une question voisine de celles que nous venons de traiter.

*
* *

Pharmaciens ayant un dépôt dans une commune voisine pour la remise des ordonnances et pour la distribution des médicaments préparés par eux.

« Nos lecteurs, dit M. Crinon, connaissent la mauvaise habitude qu'ont prise certains pharmaciens de recourir à toutes sortes de procédés pour drainer les ordonnances des médecins dans les localités voisines de la commune qu'ils habitent; les uns font parcourir les alentours par des bicyclistes auxquels sont remises les prescriptions médicales au moment de leur passage; munis de ces ordonnances, ils rentrent à la pharmacie où sont préparés les médicaments prescrits, et ils repartent, porteurs de paquets contenant les médicaments destinés à chaque malade.

« D'autres s'entendent avec une personne quelconque, chez laquelle les malades déposent leurs ordonnances; cette personne leur fait parvenir ces ordonnances, et les médicaments préparés sont ensuite renvoyés en paquets à cette même personne qui fait la distribution aux malades qui ont commandé les dits médicaments.

« Ces procédés sont, à nos yeux, peu corrects, au point de vue des rapports de confraternité qui doivent exister entre les pharmaciens, mais nous les avons toujours considérés comme ne tombant sous aucun texte de loi ; toutefois, la question n'avait jamais été soumise aux tribunaux, et les avis que nous donnions, lorsque nos confrères voulaient bien nous consulter, reposaient exclusivement sur une opinion personnelle.

« Cette année, les tribunaux ont été appelés à statuer dans deux espèces qui, bien que présentant quelque analogie, ne sont pas absolument semblables.

« L'une de ces espèces était la suivante : M. Vrard, pharmacien à Livarot, s'était entendu avec le sieur Brassart, de Saint-Julien-le-Faucon, chez lequel les malades pouvaient remettre les ordonnances médicales ; le sieur Brassart faisait parvenir celles-ci à M. Vrard, qui lui adressait les médicaments préparés, renfermés dans des paquets dont chacun portait le nom du malade auquel ils étaient destinés.

« Des poursuites furent intentées par le parquet contre M. Brassart, considéré comme débitant illégalement des médicaments, et contre M. Vrard, regardé comme complice ou co-auteur du délit commis par M. Brassart.

« Le 5 février 1900, le tribunal de Lisieux prononça le jugement suivant, condamnant les deux prévenus :

« Attendu que les susnommés sont prévenus, savoir :

« 1° Brassart, d'avoir, dans l'arrondissement de Lisieux, et notamment à Saint-Julien-le-Faucon, depuis temps de droit, au cours de l'année 1899, contrevenu aux dispositions des lois régissant la police de la pharmacie, en vendant ou débitant des médicaments ou autres préparations pharmaceutiques, alors qu'il ne remplissait pas les conditions exigées par lesdites lois;

« 2° Vrard, de s'être, dans les mêmes circonstances de temps et de lieu, rendu complice ou co-auteur du délit ci-dessus spécifié à la charge du sieur Brassart, en aidant, assistant avec connaissance l'auteur principal, ou en lui procurant les moyens servant à la perpétration du délit;

« Attendu qu'il résulte de l'information, de l'audition des témoins entendus et des déclarations mêmes des prévenus, que, dans le courant du mois de mai dernier, le sieur Vrard, pharmacien à Livarot, s'est entendu avec Brassart, receveur buraliste demeurant à Saint-Julien-le-Faucon, pour établir, en cette commune et chez lui, un dépôt d'ordonnances;

« Attendu que, sur la plainte déposée par le sieur Rancin, alors pharmacien à Saint-Julien, une information fut faite par les soins de la gendarmerie et qu'à la suite, M. le Procureur de la République a poursuivi les sieurs Brassart et Vrard pour infraction à la loi du 24 germinal an XI, régissant l'exercice de la pharmacie;

« Attendu que les prévenus ont conclu à leur relaxe de la poursuite;

« Attendu que les sieurs Vrard et Brassart soutiennent que les faits pour lesquels ils sont poursuivis sont licites et réguliers, et que le fait de recevoir des ordonnances et de renvoyer les remèdes prescrits à un préposé, chargé de les remettre aux intéressés, n'est pas défendu par la loi, et ne constitue pas un exercice illégal de la pharmacie ; que les prévenus ajoutent qu'ils n'ont fait qu'imiter l'exemple des pharmaciens des villes et des stations balnéaires, qui livrent des remèdes à domicile ;

« Attendu qu'un dépôt d'ordonnances tel qu'il a été établi chez le sieur Brassart ne peut être assimilé à une livraison à domicile; qu'en effet, Brassart est le mandataire et le préposé de Vrard, et non celui des personnes qui remettent les ordonnances; que c'est à Brassart, d'ailleurs, c'est-à-dire à son préposé, que le pharmacien Vrard expédie les remèdes préparés ; qu'il les adresse à son nom seul et en un seul colis; qu'ainsi, aucune livraison n'est opérée par Vrard directement au domicile de ses clients ;

« Attendu, ensuite, que c'est Brassart qui procède à la distribution des remèdes sur les indications écrites par Vrard sur chaque paquet faisant partie du colis unique envoyé par lui; qu'ainsi l'intervention de Brassard est nécessaire pour la distribution des remèdes à chaque destinataire; qu'en outre, Brassart a mandat de Vrard de réclamer le prix des remèdes et de l'encaisser;

« Attendu que, pour donner à toutes ces opérations leur caractère juridique, il faut les grouper et non les diviser, comme font les prévenus; que tout cet ensemble d'opérations constitue bien la vente et le débit des remèdes au poids médicinal par une personne à qui ils sont interdits;

« Attendu, en effet, que l'article 25 de la loi du 21 germinal an XI interdit la vente et le débit de remèdes médicinaux à tout individu n'ayant pas patente de pharmacien; que cette interdiction a été édictée dans un intérêt général et de sauvegarde de la santé publique; que le législateur, en mettant en dehors du commerce ordinaire la vente et le débit des remèdes médicinaux et en les confiant à l'homme de l'art, a voulu qu'ils n'eussent lieu que sous sa surveillance efficace, directe et permanente, et que, dans ce but, il a prohibé toute vente et tout débit en dehors de l'officine;

« Attendu qu'il ressort de ce qui précède que le prévenu Brassart a enfreint les dispositions de la loi ci-dessus rappelée, et que le prévenu Vrard doit être retenu comme co-auteur, comme ayant, en connaissance de cause, aidé et assisté de son action l'auteur principal ;

« Attendu, dès lors, que les prévenus tombent sous l'application des articles 25 et 36 de la loi du 21 germinal an XI et de la loi du 29 pluviôse an XIII ;

« Par ces motifs, LE TRIBUNAL déclare les nommés Brassart et Vrard coupables et convaincus, savoir :

« 1° Brassart, d'avoir dans l'arrondissement de Lisieux, et notamment à Saint-Julien-le-Faucon, depuis temps de droit, au cours de l'année 1899, contrevenu aux dispositions des lois régissant la police de la pharmacie en vendant et débitant des médicaments ou autres préparations pharmaceutiques, alors qu'il ne remplissait pas les conditions exigées par lesdites lois ;

» 2° Vrard, de s'être dans les mêmes circonstances de temps et de lieu, rendu co-auteur du délit ci-dessus spécifié à la charge du sieur Brassart, en aidant et assistant avec connaissance l'auteur principal ou en lui procurant les moyens servant à la perpétration du délit, et, leur faisant application desdits textes de loi dont lecture a été donnée à l'audience, condamne : 1° Brassart en 25 francs d'amende ; 2° Vrard en 100 francs d'amende ;

« Les condamne en outre solidairement au remboursement des frais envers l'État ; liquide les dépens, etc. »

Appel *a minima* ayant été interjeté par le ministère public, la Cour de Caen a rendu, le 11 avril 1900, l'arrêt suivant :

« Attendu que Brassart, buraliste à Saint-Julien-le-Faucon, pour rendre service au sieur Vrard, pharmacien à Livarot, et aux clients de celui-ci habitant Saint-Julien-le-Faucon, avait consenti à leur servir d'intermédiaire ;

« Attendu que ce fait avait été signalé à l'attention des intéressés par une enseigne placée à la porte de son débit et portant les mots : « Pharmacie « Vrard ; les ordonnances et commandes reçues à « 1 heure seront remises par le train de 4 h. 1/2 » ;

« Attendu que Brassart, en conséquence, à partir du mois de mai 1899 et pendant plusieurs mois, a reçu et transmis à Vrard les ordonnances médicales déposées par ses clients et remis à ces derniers les préparations renvoyées par Vrard à leur adresse ;

« Attendu que les médicaments ainsi expédiés par Vrard à ses clients étaient, pour chacun d'eux, placés dans une enveloppe scellée et spécialisée par l'inscription extérieure de son nom ; que, toutefois, et sans doute par raison d'économie, Vrard groupait souvent plusieurs de ces paquets dans un emballage commun et les adressait, sous l'apparence d'un colis unique, à Brassart, qui, après l'avoir ouvert, y trouvait et remettait à chaque destinataire son colis particulier ;

« Attendu que Brassart a été poursuivi pour avoir ainsi contrevenu aux lois régissant la police de la pharmacie, et spécialement à l'article 25 de la loi du 21 germinal an XI, qui interdit aux personnes non diplômées la vente et le débit des médicaments;

« Attendu que Vrard a été poursuivi en même temps comme complice du délit commis par Brassart;

« Attendu que Brassart n'a jamais eu en sa possession un dépôt de médicaments dont il eût, à l'égard du public, la libre disposition; qu'il n'a jamais eu l'intention de vendre ou débiter à qui que ce fût des médicaments; que, d'autre part, les clients de Vrard n'ont jamais entendu demander à Brassart l'exécution des ordonnances qu'ils lui remettaient; qu'ils voulaient s'adresser et s'adressaient, en fait, uniquement à Vrard, dont les connaissances professionnelles et le titre de pharmacien attiraient seuls la confiance;

« Attendu que le rôle de Brassart se bornait ainsi strictement à la transmission matérielle, entre Vrard et ses clients, d'ordonnances, d'une part, et de paquets, d'autre part; qu'en ce qui concerne spécialement ces derniers, Brassart ne pouvait même pas savoir d'une façon certaine s'ils contenaient ou non des médicaments et n'avait pas à le rechercher; qu'en un mot, il avait à Saint-Julien-le-Faucon, pour le compte de Vrard et de ses clients, le rôle que jouent, à côté des gares de chemins de fer, les entrepreneurs de factage ;

« Attendu qu'il n'y a pas à s'arrêter davantage à ce fait que ces envois étaient soldés tantôt à Vrard directement, tantôt à Brassart ; que, dans ce dernier cas, en effet, Brassart n'était encore qu'un agent de transmission matérielle entre les clients de Vrard et celui-ci ;

« Attendu qu'on ne peut donc, en ces divers actes, trouver à la charge de Brassart la vente et le débit de médicaments relevés par la prévention ;

« Attendu que Vrard, de son côté, ne peut être retenu comme complice d'un délit qui n'est pas établi ; qu'il y a donc lieu, sur ce chef, de dire à tort la prévention à l'égard des deux prévenus ;

« En ce qui concerne Vrard personnellement :

« Attendu que, sur son appel, le ministère public a soutenu que, par ces mêmes faits, Vrard avait contrevenu aux lois qui régissent la police des pharmacies en vendant des médicaments en dehors de son officine ;

« Attendu qu'il est certain, en l'espèce, que les ventes de médicaments intervenues entre Vrard et ses clients de Saint-Julien-le-Faucon s'effectuaient à Livarot, dans sa pharmacie ; qu'en effet, c'est en ce lieu, où les commandes lui parvenaient, qu'il les examinait, les acceptait et les exécutait ; que c'est de là qu'il expédiait à chaque client, après l'avoir spécialisée à son nom, la préparation qui lui était personnellement destinée; qu'il importe peu, à partir de ce moment où la vente était faite, quels étaient les moyens de transport et les agents chargés soit de la remise du colis expédié, soit du recouvrement de sa valeur;

« Attendu que Vrard n'a encore, à ce point de vue, encouru aucune responsabilité pénale;

« Attendu que le ministère public a enfin envisagé, comme contraire à l'esprit des lois régissant la police de la pharmacie, la livraison des médicaments en dehors de l'officine;

« Attendu que ce fait, consacré par l'usage, demandé par la clientèle, très souvent utile et parfois nécessaire, ne paraît pas présenter de graves inconvénients pour la sécurité publique; qu'en tous cas, aucun texte de loi ne l'a explicitement défendu et réprimé par une peine;

« Attendu qu'en matière pénale, les délits doivent être définis par des textes formels; qu'autrement, le doute doit profiter au prévenu, aussi bien dans l'interprétation des textes que dans l'appréciation des faits;

« Attendu que Vrard, à quelque point de vue qu'on envisage les faits relevés contre lui, doit être relaxé des poursuites du ministère public;

« Par ces motifs, LA COUR, statuant sur l'appel formé par le ministère public contre le jugement rendu par le tribunal correctionnel de Lisieux, le 5 février 1900, dit à tort la prévention en ce qui concerne Brassart personnellement, et Vrard considéré comme complice de Brassart;

« Dit également à tort la prévention en ce qui concerne Brassart personnellement ;

— « Infirme dans son entier le jugement dont est appel;

« Décharge Brassart et Vrard des condamnations prononcées contre eux par ledit jugement ;

« Les relaxe l'un et l'autre des poursuites du ministère public, sans dépens. »

L'arrêt qui précède est absolument conforme à notre manière de voir, dit Crinon, et il ajoute :

« Nous allons maintenant examiner l'autre affaire, qui a été solutionnée de la même façon, mais qui, selon nous, aurait dû être tranchée différemment par la Cour de Caen.

« Dans cette deuxième espèce, un autre pharmacien de Livarot, M. Lescène, avait, pour recueillir les ordonnances de la commune de Saint-Julien-le-Faucon, employé un moyen qui différait de celui dont s'était servi M. Vrard : il avait loué une maison, sur laquelle il avait placé une enseigne ainsi conçue: *Dépôt d'ordonnances pour la pharmacie Lescène, de Livarot.* Les malades déposaient les ordonnances dans une boîte s'ouvrant extérieurement ; les élèves de M. Lescène venaient les chercher plusieurs fois par jour, pour les reporter à Livarot et ils rapportaient ensuite les médicaments, dont ils opéraient la distribution dans le dépôt établi par M. Lescène.

« Des poursuites ayant été exercées contre M. Lescène et contre ses deux élèves, le tribunal de Lisieux a condamné les inculpés le 5 février 1900. Voici le texte du jugement qu'il a rendu :

« Attendu qu'il résulte de l'information, de l'audition des témoins entendus et des déclarations du prévenu Lescène, que, dans le courant du mois de juillet 1899, Lescène, pharmacien à Livarot, a loué, à Saint-Julien-le-Faucon, une maison dans laquelle il a établi un dépôt d'ordonnances ; que, pour le service de ce dépôt, Lescène envoie chaque jour, et par les divers trains de la journée, alternativement son élève en pharmacie Rivière ou son aide Fauchet, dans le local par lui loué, afin d'y recevoir les ordonnances et pour y distribuer les remèdes préparés ; que Lescène s'y rendait lui-même quelquefois ;

« Qu'en outre, Lescène a fait installer, dans le rez-de-chaussée de sa maison, un local pour y recevoir le public ; qu'il a fait établir une boîte avec ouverture à l'extérieur, pour le dépôt des ordonnances pendant les heures de fermeture du local ; qu'enfin pour solliciter et appeler le public, il a fait distribuer des cartes-réclames et apposé une enseigne extérieure portant l'inscription sui-

vante : « Dépôt d'ordonnances pour la pharmacie
« Lescène de Livarot » ;

« Attendu que le sieur Rancin, alors pharmacien
à Saint-Julien-le-Faucon, a porté plainte à M. le
procureur de la République de Lisieux, et que ce
magistrat a relevé, dans les faits portés à sa connaissance, une infraction à la loi du 21 germinal
an XI, régissant l'exercice de la pharmacie ; qu'il a,
en conséquence, poursuivi devant la juridiction
répressive l'élève Rivière, l'aide Fauchet et le pharmacien Lescène, et a requis contre eux l'application
des pénalités encourues ;

« Attendu que les prévenus Rivière et Fauchet,
représentés par avoué, et le sieur Lescène en personne ont conclu à leur relaxe de la poursuite dont
ils sont l'objet ;

« Attendu qu'il est constant que le pharmacien
Lescène a ouvert, à Saint-Julien-le-Faucon, sous la
dénomination de dépôt d'ordonnances, un véritable
magasin de vente et de débit de remèdes médicinaux,
vente et débit qu'il a presque constamment confiés
soit à son élève soit à son aide ;

« Attendu que les prévenus soutiennent, tout
d'abord, que l'organisation qui a été faite à Saint-
Julien-le-Faucon est licite, qu'elle n'est qu'un mode
de transport et de livraison à domicile, ainsi que le
pratiquent les pharmaciens des grandes villes ou
des stations balnéaires ;

« Attendu que, s'il apparaît que la livraison de médicaments à domicile est devenue fréquente, il est certain que cette livraison est opérée directement au domicile même des personnes qui se sont adressées au pharmacien ;

« Que telle n'est pas l'opération du pharmacien Lescène ; que celui-ci, après avoir préparé les médicaments commandés, les fait transporter à Saint-Julien-le-Faucon, dans son local, et en effectue dans cet endroit la vente et le débit, c'est-à-dire ne les distribue à l'acheteur qu'après en avoir fait connaître le prix et l'avoir fait acquitter ;

« Attendu que les prévenus ont encore soutenu que la vente des remèdes avait lieu à Livarot ; qu'en effet, la personne qui se rendait à Saint-Julien-le-Faucon, en recevant la commande, acceptait mandat de porter la commande, de la faire préparer et d'en fixer le prix ;

« Attendu que ce système de défense est contredit par tous les faits de la cause, tout d'abord par les énonciations imprimées de la carte-réclame, sur laquelle on lit : « Les commandes sont reçues et distribuées à Saint-Julien-le-Faucon ;

« Que c'est donc bien à Saint-Julien que se faisait la commande et que s'opérait la distribution ;

« Qu'en outre, Lescène a formellement reconnu à l'audience que le prix des médicaments était indiqué par lui à son élève, et que celui-ci en recevait le prix et le lui remettait ;

« Qu'enfin, il est constant que l'intermédiaire employé était au service et à la solde de Lescène, qu'il agissait pour son compte et non pour le compte des personnes qui lui remettaient des commandes ; qu'il avait mandat de distribuer les remèdes et d'en recevoir le prix ;

« Attendu que, de tous ces faits établis, et si on leur applique les principes de la vente, il faut reconnaître que la vente des produits pharmaceutiques préparés dans l'officine de Livarot et leur débit avaient lieu à Saint-Julien-le-Faucon, et que cette vente et ce débit étaient opérés, soit par Fauchet, soit par Rivière alternativement, ce qui est contraire à la loi ;

« Attendu, en droit, que l'article 25 de la loi du 21 germinal an XI interdit la vente et le débit de remèdes médicaux en dehors de l'officine du pharmacien ; que cette prescription a été édictée dans un intérêt général et de sauvegarde de la santé publique ; que le législateur, en mettant en dehors du commerce ordinaire la vente et le débit de remèdes pharmaceutiques et en les confiant à l'homme de l'art, a voulu qu'ils n'eussent lieu que sous sa surveillance efficace, directe et permanente, et que, dans ce but, il a prohibé toute vente et tout débit en dehors de l'officine ;

« Attendu que les prévenus Rivière et Fauchet sont donc convaincus d'avoir vendu et débité des remèdes au poids médicinal, à Saint-Julien-le-Faucon, depuis temps de droit, et notamment depuis le mois de juillet dernier; que le pharmacien Lescène doit être retenu comme co-auteur de la contravention commise, comme ayant, en connaissance de cause, aidé et assisté dans leur action les auteurs de la contravention;

« Que les prévenus tombent ainsi sous l'application de la loi du 21 germinal an XI et de la loi du 29 pluviôse an XIII;

« Qu'il y a lieu de faire toutefois aux prévenus une application différente de la pénalité encourue;

« Attendu que Lescène est, en outre, cité comme civilement responsable de ses préposés ou employés, que sa responsabilité découle des faits reconnus constants par le Tribunal;

« Par ces motifs, LE TRIBUNAL déclare Fauchet et Rivière coupables et convaincus d'avoir, dans l'arrondissement de Lisieux, et notamment à Saint-Julien-le-Faucon, depuis temps de droit, à plusieurs reprises, au cours de l'année 1899, contrevenu aux dispositions des lois régissant la police de la pharmacie, en vendant et débitant des médicaments ou autres préparations pharmaceutiques, alors qu'ils ne remplissaient pas les conditions exigées par la loi;

« Déclare Lescène coupable et convaincu de s'être

dans les mêmes circonstances de temps et de lieu, rendu co-auteur du délit ci-dessus spécifié à la charge de Fauchet et Rivière, en les aidant ou assistant avec connaissance dans l'action principale, ou en leur procurant les moyens devant servir à la perpétration du délit ;

« Et, leur faisant application de l'article 25 de la loi du 21 germinal an XI et de la loi du 29 pluviôse an XIII, dont lecture a été donnée à l'audience par M. le président, lesquels sont ainsi conçus, etc.;

« Condamne : 1° Fauchet, en 25 francs d'amende ; 2° Rivière, en 25 francs d'amende ; 3° Lescène, en 100 francs ; déclare Lescène civilement responsable de ses préposés ; les condamne, en outre, solidairement au remboursement des frais envers l'État. »

Sur appel de MM. Lescène, Rivière et Fauchet, la Cour de Caen a rendu l'arrêt suivant, en date du 11 avril 1900, par lequel elle a infirmé le jugement du tribunal de Lisieux.

« Attendu que Lescène, au mois de juillet 1899, dans une maison louée par lui ou par son beau-père, et signalée à l'attention du public par une enseigne portant les mots : « Dépôt d'ordonnances « pour la pharmacie Lescène, de Livarot », a établi à Saint-Julien-le-Faucon une sorte de bureau de correspondance où ses clients pouvaient remettre les ordonnances médicales qu'ils voulaient faire exécuter par lui, et recevoir les préparations prescrites par ces ordonnances ;

« Attendu que Lescène, pour assurer ce service, envoyait alternativement, et plusieurs fois par jour, ses employés Rivière et Fauchet à Saint-Julien-le-Faucon ;

« Attendu que ceux-ci avaient commission de prendre les ordonnances déposées dans la boîte aux lettres du bureau ou de les recevoir directement, de remettre aux clients les médicaments demandés par eux antérieurement, et de recevoir, s'il était versé, le prix marqué par Lescène sur chaque paquet;

« Attendu que Lescène n'avait dans ce bureau aucun dépôt permanent de substances médicamenteuses ; qu'il n'y faisait ou n'y faisait faire aucune préparation; que toutes les ordonnances s'exécutaient dans sa pharmacie à Livarot ; qu'enfin les médicaments préparés à Livarot étaient renvoyés et remis à chaque client sous une enveloppe scellée portant extérieurement son adresse ;

« Attendu que Fauchet, Rivière et Lescène, à raison de ces faits, les seuls établis à leur charge, ont été poursuivis pour avoir contrevenu aux lois qui régissent la police de la pharmacie, et spécialement aux dispositions de l'article 25 de la loi du 21 germinal an XI ;

« Attendu que l'article 25 de la loi du 21 germinal an XI défend l'ouverture d'une officine, la vente

et le débit de médicaments par des personnes
dépourvues de titres réguliers ;

« Attendu que l'ouverture ou la tenue d'une
officine suppose, non seulement un local, mais
encore un dépôt permanent de substances médicamenteuses destiné à pourvoir immédiatement aux
demandes du public, enfin, un administrateur de
ce dépôt, auquel le public fait confiance, et qui
prépare et vend, comme il lui convient, les substances ou médicaments demandés ;

« Attendu que Rivière et Fauchet n'avaient à
leur disposition aucun dépôt de substances médicamenteuses et ne se sont livrés à aucune préparation
médicinale à Saint-Julien-le Faucon ;

« Que leur rôle se bornait strictement à transmettre à leur patron les ordonnances et l'argent
remis entre leurs mains par les clients et à livrer à
ceux-ci les paquets à leur nom, préparés, scellés et
envoyés par Lescène ;

« Attendu qu'ils n'avaient, en dehors de ces
actes matériels de transmission, effectués indifféremment par l'un ou par l'autre, aucune initiative
à prendre, aucun consentement ou refus à donner ;

« Attendu qu'on ne peut assimiler à des gérants
de succursales ou à des vendeurs les commis qui
sont chargés par leur patron de recueillir des commandes, de faire des livraisons ou d'effectuer des
recouvrements ; que, seul, le patron, en ordonnant

ces divers actes, les rattache entre eux, et, par ses décisions personnelles, leur donne les caractères de la vente ;

« Attendu qu'il est manifeste, en l'espèce, que la personnalité de jeunes employés, âgés l'un et l'autre de dix-neuf ans, était indifférente à la clientèle de Lescène, laquelle entendait bien n'avoir recours qu'à lui et aux connaissances professionnelles certifiées par son titre de pharmacien ;

« Attendu que Rivière et Fauchet n'ont donc ni ouvert ou tenu une officine, ni vendu ou débité des médicaments à Saint-Julien-le-Faucon ;

« Qu'il y a lieu de les relaxer purement et simplement de la prévention ;

« Qu'en même temps, et en conséquence, la complicité et la responsabilité civile de Lescène doivent être écartées ;

« En ce qui concerne Lescène personnellement :

« Attendu qu'il a été soutenu par le ministère public, sur son appel, que les ventes de médicaments faites par Lescène aux habitants de Saint-Julien-le-Faucon étaient délictueuses, parce qu'elles avaient été faites en dehors de sa pharmacie ;

« Attendu que son titre de pharmacien permettait à Lescène de vendre à Livarot, dans sa pharmacie, des médicaments aux habitants de Saint-Julien-le-Faucon ;

« Attendu qu'il n'a pas fait autre chose ;

« Qu'en effet, c'est à lui, à Livarot, qu'était destinée et adressée chaque demande de médicaments;

« Que c'était lui qui, après examen, l'exécutait,
et, de son officine, envoyait au client son médicament dans un paquet scellé, spécialisé à son nom
avant le départ; qu'à ce moment, et en ce lieu, la
vente était effectuée en fait et en droit;

« Qu'il importe peu de savoir quel était ensuite
le lieu où le paquet parvenait au destinataire, le
procédé employé pour le lui remettre, et le mode de
recouvrement du prix;

« Qu'il importe peu également que le prix n'ait
été connu de l'acheteur qu'au moment de la livraison;

« Qu'en effet, celui-ci, par le fait d'avoir demandé
l'envoi d'un médicament sans s'informer du prix,
avait accepté à l'avance le prix fixé par Lescène;

« Attendu que Lescène, en agissant ainsi, n'a pas
excédé les droits attachés à son titre de pharmacien
à Livarot et n'a encouru aucune peine;

« Attendu que le ministère public soutient encore
que tout au moins le mode de livraison adopté par
Lescène diminue les garanties établies dans un
intérêt public, pour la protection de la santé et de
la vie des citoyens et est contraire aux lois qui
régissent la police de la pharmacie;

« Attendu que ces lois, en ce qui concerne la
gestion des pharmacies, ont surtout pour but d'assu-

rer la surveillance des officines au point de vue de leur bonne tenue intérieure, de la qualité des substances employées et des conditions techniques dans lesquelles sont exécutées les préparations;

« Qu'elles semblent muettes en ce qui concerne la remise matérielle des préparations exécutées et empaquetées;

« Qu'il y a là, en effet, un point secondaire où l'ordre nécessaire à la sécurité de la clientèle doit être concilié avec ses besoins et les commodités qu'elle exige; qu'en fait, le mode de livraison employé par Lescène ne diffère pas sensiblement de ceux qui sont généralement usités et ne paraît pas présenter plus d'inconvénients;

« Attendu enfin, qu'en matière pénale, l'incertitude ou l'obscurité des textes doit aussi bien s'interpréter en faveur du prévenu que l'incertitude des faits; qu'il convient donc, en ce qui concerne Lescène personnellement et sur tous les chefs, de dire à tort la prévention;

« Par ces motifs, LA COUR, statuant tout à la fois sur l'appel formé, tant par les prévenus que par le ministère public, contre le jugement rendu par le tribunal de Lisieux, le 5 février 1900, infirme ledit jugement;

« Dit à tort la prévention sur tous les chefs, tant à l'égard de Rivière et Fauchet qu'à l'égard de

Lescène; relaxe chacun d'eux des poursuites du ministère public, sans dépens. »

« Cet arrêt ne nous satisfait pas, dit M. Crinon, parce que nous ne considérons pas le cas de M. Lescène comme absolument assimilable à celui de M. Vrard ; en effet, M. Lescène avait loué un local ; ce local lui appartenait donc, et, lorsque ses élèves y distribuaient des médicaments en son nom, ils violaient indiscutablement l'article 25 de la loi de germinal, qui interdit à quiconque n'est pas pharmacien de *débiter* des médicaments ; pendant que le local était ouvert et que les élèves de M. Lescène s'y trouvaient, c'était un véritable dépôt de médicaments. — Selon nous, on ne peut raisonner de la même façon pour le cas de M. Brassart, que la Cour de Caen a considéré avec raison comme étant un simple commissionnaire chargé de remettre à chaque destinataire le colis qui lui appartenait et qui portait son nom.

« Nous croyons savoir, ajoute encore M. Crinon, que le ministère public a formé un pourvoi en cassation contre les arrêts de la Cour de Caen. Nous ne sommes pas fâché de voir la Cour suprême appelée à donner son avis sur une question qui intéresse incontestablement beaucoup de pharmaciens de province. »

Suivant les prévisions formulées, le procureur

général de Caen s'est pourvu en cassation et la Cour suprême a rendu, le 5 juillet 1900, deux arrêts de rejet, dont l'un est ainsi conçu :

« Sur le moyen unique du pourvoi pris de la violation de l'article 25 de la loi du 21 germinal an XI ;

« Attendu qu'il résulte des constatations souveraines de l'arrêt attaqué que Vrard, pharmacien à Livarot, a installé à Saint-Julien-le-Faucon, chez Brassart, buraliste, et à l'enseigne : *Pharmacie Vrard*, une sorte de bureau de correspondance où ses clients pouvaient remettre les ordonnances médicales à exécuter et recevoir ensuite les préparations prescrites par les ordonnances ;

« Attendu que Vrard n'avait, dans ce bureau, aucun dépôt permanent de substances médicamenteuses ; qu'à aucun point de vue, ce bureau de correspondance ne pouvait être considéré comme une officine de pharmacie ; que Brassart se bornait à y recevoir les ordonnances qu'il transmettait à Vrard et à livrer aux clients les médicaments par eux demandés ; que Vrard n'y faisait ou faisait faire aucune préparation ; que toutes les ordonnances s'exécutaient dans sa pharmacie à Livarot, et enfin, que les médicaments ainsi préparés à Livarot étaient envoyés à Brassart et remis par celui-ci à chaque client, sous une enveloppe scellée portant extérieurement son adresse ;

« Attendu qu'on ne saurait voir, dans les faits ainsi constatés, une infraction à l'article 25 de la loi de germinal an XI, aux termes duquel nul ne peut obtenir de patente pour exercer la profession de pharmacien, ouvrir une officine de pharmacie, préparer, vendre et débiter aucun médicament, s'il n'a été reçu suivant la forme voulue par la loi, puisque, d'une part, il n'est pas contesté que Vrard est muni d'un diplôme de pharmacien, et que, d'autre part, Brassart n'a agi, en réalité, que comme un agent de transmission entre Vrard et les clients de ce dernier ;

« Attendu que les procédés reprochés à Vrard ne sont pas contraires aux prescriptions de l'article 25 susvisé ; qu'ils ne paraissent pas de nature à compromettre la santé publique et que la Cour d'appel de Caen, en renvoyant les défendeurs au pourvoi des fins de la poursuite, en a fait, au contraire, une juste et saine inteprétation ;

« Par ces motifs, rejette le pourvoi, etc. »

Tel est le dernier état de la jurisprudence, ainsi fixé par la Cour suprème.

REMÈDES SECRETS

REMÈDES SECRETS

La loi de germinal (art. 32 et 36) interdit expressément, même aux pharmaciens, l'**annonce** et la **vente** de tous les **remèdes secrets**; et la loi du 29 pluviôse an XIII appuie cette défense d'une sanction pénale : amende de 25 à 600 francs et, en outre, en cas de récidive, détention de trois jours au moins et de dix jours au plus.

Que doit-on entendre par remèdes secrets ?

En tenant compte de la jurisprudence établie, on peut en donner la définition suivante (que nous reprendrons dans les décisions les plus récentes, en citant les espèces) :

Le remède secret est une préparation pharmaceutique qui n'est **ni officinale** (et, comme telle, inscrite au Codex), **ni magistrale** (c'est-à-dire composée, pour chaque cas particulier, par prescription du médecin), **ni achetée et rendue publique par le gouvernement, ni autorisée**

par l'Académie de médecine (1) (décrets du
25 prairial an XI, du 18 août 1810 et du 3 mai 1850).

Peu importe, d'ailleurs, que le remède soit destiné à l'usage interne ou à l'usage externe (2).

La définition légale du remède secret a été notamment rappelée, en mai 1888, dans un jugement du tribunal de Charleville (9 mai 1888 : *Dalloz*, 1890, 3,24), où on lit :

« Attendu… que le *digestif Simon* et le *pectoral Simon* sont des composés de semences, plantes, fleurs, racines et fruits ; que le mélange de ces substances, dont quelques-unes, notamment la semence de fenouil et la graine de coriandre, sont des drogues médicinales, constitue une préparation pharmaceutique ; que des mentions inscrites sur les boîtes et les prospectus qui y sont joints, ainsi d'ailleurs que des aveux du prévenu, il résulte que ces produits sont destinés à un emploi curatif et médical ; attendu, en outre, que les préparations dont il s'agit ne sont point contenues dans le Codex, n'ont été ni achetées, ni rendues publiques par le gouvernement et que leur formule n'a pas été

(1) Cassation, 16 décembre 1837 (*Sirey*, 1838, 1. 363 et *P.* 1838, 1. 282) ; 19 novembre 1840 (*Sirey*, 1841, 1. 606 et *P.* 1841, 1. 95) ; 22 janvier 1842 (*Sirey*, 1842, 1. 799 et *P.* 1842, 1. 596) ; 17 août 1867 (*P.* 1868, 547) et 26 juillet 1873 (*Sirey*, 1874, 1. 43). — Toulouse, 25 août 1853 (*P.* 1857, 456). — Metz, 11 février 1857 (*P.* 1857, 449).

(2) Cass., 28 mars 1873 (*Dalloz*, 73, 1. 174).

publiée dans le *Bulletin de médecine ;* qu'elles doivent donc être considérées comme *remèdes secrets...* »

A son tour, la Cour de Paris donne la définition des remèdes secrets dans plusieurs décisions que nous allons rappeler : ces décisions sont récentes ; l'une d'elles (7 janvier 1898) statue ainsi :

« Considérant qu'il résulte de l'instruction et des débats qu'en 1895 et 1896, H..., pharmacien à Paris, a annoncé par affiches imprimées, mis en vente et vendu, sous la dénomination de *lotion Fernandez végéto-minérale* et de *solution Fernandez poly-sulfatée pour injections,* des préparations pharmaceutiques, lesquelles, ainsi qu'il est constaté par le rapport de Villiers, expert commis par le juge d'instruction, ne sont pas conformes aux formulaires et codex légalement rédigés, ni achetées ou rendues publiques par le gouvernement, suivant le décret du 18 août 1810, ni autorisées dans les termes du décret du 3 mai 1850, et constituent, dès lors, des remèdes secrets ; — qu'il résulte également des rapports de l'expert que, contrairement à la prétention du prévenu, ces préparations ne sauraient être considérées comme de simples améliorations du mode de préparation de médicaments dont la formule est insérée au Codex, mais qu'ils constituent, au contraire, des remèdes nouveaux et secrets ; — que ces faits constituent l'infraction prévue par les articles 32 et 36 de la loi du 21 germinal an XI, et punie par l'article unique de la loi du 29 pluviôse an XIII ;

« Considérant qu'il résulte de l'instruction et des débats, et notamment des mentions relevées par le juge d'instruction sur le livre de recettes tenu par H..., qu'il a vendu, au cours de l'année 1895 : 1° 205 flacons de *topique Fernandez anti-spécifique*, constituant, suivant le rapport de l'expert, une solution étendue de bi-chlorure de mercure, et, dès lors, un remède toxique ; — 2° 7 flacons de *granules roses Fernandez*, granules destinés à l'usage interne et dosés, d'après les constatations de l'expert, à un milligramme d'une substance toxique, l'arséniate de soude ; — 3° 1.418 flacons de *globules brésiliens halogeno-formiques*, médicament composé, renfermant, d'après les constatations de l'expert, de l'huile tenant en dissolution des traces d'iodoforme, destiné, par sa nature même, et dans la forme dans laquelle il est présenté, exclusivement à l'usage interne ; — qu'il est constant, dans les circonstances de la cause, que le prévenu a livré et débité les préparations médicinales et drogues composées sus-énoncées, sans que la prescription en ait été faite par un docteur en médecine ou en chirurgie ou par un officier de santé et sur sa signature ; — que ces faits constituent l'infraction prévue par l'article 32 de la loi du 21 germinal an XI et réprimée par la pénalité portée en l'arrêt de règlement du Parlement de Paris, du 23 juillet 1748, maintenue par la loi sus-visée... »

Un mois après avoir rendu cet arrêt, la Cour de Paris a rendu un autre arrêt (12 février 1898, *Gazette des tribunaux* du 12 mai 1898) dans les circonstances que voici :

M. G..., pharmacien à Paris, était cessionnaire d'un local où l'on fabriquait sous sa direction un médicament dénommé le *Tueur de microbes Radam*. Le parquet de la Seine, ayant considéré ce produit comme un médicament actif, a estimé que le pharmacien ne déférait pas au vœu de la loi, en délivrant cette drogue sur la présentation d'une ordonnance qui ne mentionnait ni sa nature, ni sa composition. Il a donc cité en police correctionnelle M. G... Le tribunal l'a relaxé, prétendant que l'ordonnance n'avait pas à donner ces indications quand le remède prescrit est une spécialité, que le pharmacien ne fait, en somme, que revendre après l'avoir reçue toute prête de l'inventeur.

La Cour de Paris a réformé cette décision du tribunal, en proclamant à nouveau que la mise en vente, la vente, et même la simple annonce de médicaments peut constituer l'infraction relative aux remèdes secrets, lorsque ces médicaments « préparés à l'avance par le pharmacien, ne sont pas conformes aux formulaires et codex légalement rédigés, ni achetés ou rendus publics par le gouvernement suivant le décret du 28 août 1810, ni autorisés dans les termes du décret du 3 mai 1850 ».

Voyons maintenant quelques-unes des difficultés d'interprétation qui ont pu se présenter.

Doit-on considérer comme remèdes secrets des médicaments qui, quoique présentés comme nouveaux, et désignés sous un nom différent de celui sous lequel ils étaient connus, sont composés suivant la formule insérée au Codex ? Le simple changement de dénomination suffit-il pour faire attribuer au remède un caractère autre que celui qui ui est assigné par sa nature et sa composition ? — Non, a répondu la Cour de Metz le 11 février 1857 (*P.* 1857, 449).

Mais le déguisement complet du remède (désigné au Codex) sous un nom baroque, et les efforts de publicité faits pour laisser croire qu'il est nouveau, ne feraient-ils pas tomber ce remède dans la catégorie des remèdes secrets prohibés ? Dans ce cas, le pharmacien ne fait-il pas tout ce qu'il faut pour contrevenir volontairement à la loi ? Et ne doit-on pas protéger ses collègues contre ses agissements ? — C'est certain.

(Consulter, sur ce sujet, l'ouvrage de WEILL, *loc. cit.*, p. 206, n° 146.)

Peut-on donner la qualification de remède secret à celui dont la nouveauté et le mérite consistent dans une modification de peu d'importance, telle que serait un meilleur mode de préparation officinale, un perfectionnement dans l'emploi des substances élémentaires du remède ou dans le dosage des quantités, une légère amélioration à la formule du Codex, ou l'addition d'une substance bénigne, employée comme excipient, adjuvant, ou véhicule ?

Il faut répondre non, comme l'a fait implicitement le premier des arrêts de la Cour de Paris cités plus haut, comme l'a fait la Cour de cassation elle-même (6 août 1842), et comme l'a fait aussi la Cour de Metz, dont l'arrêt du 11 février 1857 (déjà cité) doit être souvent rappelé en la matière.

Serait-il possible de classer aussi, parmi les remèdes secrets, les diverses compositions chimiques, hygiéniques, odontalgiques, cosmétiques, alimentaires ou autres qui ne doivent point entrer au corps humain en qualité de médicaments, ou qui, si elles sont en même temps susceptibles d'être employées accidentellement en médecine, n'ont pas cependant cette destination d'une manière exclusive, tels que certains sirops qui appartiennent à la fois à l'usage économique et à l'usage médical, et dont la vente est opérée par les confiseurs, liquoristes ou distillateurs, aussi bien que par les pharmaciens et les droguistes ? — Là encore, la Cour de Metz a répondu non, et elle a ajouté qu'il importe peu que, dans l'annonce des compositions

de cette nature, on leur attribue une efficacité et
des vertus médicinales qui leur donneraient l'apparence d'un remède et les feraient accepter à ce
titre par le public, si d'ailleurs il est reconnu qu'on
ne peut y voir un véritable médicament, et si les
termes menteurs ou hyperboliques de l'annonce ne
donnent lieu ni au délit d'escroquerie, ni à celui
de tromperie sur la nature de la marchandise.

C'est ainsi que les juges de Metz décidaient (arrêt
cité de 1857) que le *sirop de Flon* n'était pas un
remède secret, que c'était simplement une préparation hygiénique, dont les ingrédients ont peu de
propriétés médicamenteuses ; que si les prospectus
et annonces de ce sirop l'élèvent à la hauteur d'un
remède et le présentent comme pourvu de grandes
vertus curatives, il faut imputer ces exagérations à
des habitudes commerciales d'autant plus blâmables
que les auteurs des préparations ainsi vantées se
voient obligés de rétracter et de nier, devant la
justice, les prétendues qualités dont il leur a plu de
décorer leurs inventions devant le public.

Parmi les remèdes que les tribunaux n'ont pas
considérés comme remèdes secrets, citons :

Le *sirop ferreux de Dusourd*, simple combinaison
de protoxyde de fer avec le sirop de sucre employé
comme excipient ou véhicule (Metz, *loc. cit.*);

Les *biscuits Pinel*, dont l'élément constitutif est
la santonine (Metz, *id.*);

La *copahine Mège* qui, bien qu'elle ne se trouve pas au Codex sous son nom commercial, y figure en réalité dans le rapport des substances dont elle se compose (C. Amiens, 26 juillet 1877. *P.* 77, 1042);

Le *sirop d'Homs*, qui n'est que le sirop de morphine du Codex aromatisé avec de l'eau de fleur d'oranger et de laurier-cerise (tribunal Seine, 13 février 1880 : *Gazette des tribunaux* du 15 février 1880).

Par contre, les juges décident sans difficulté, en raison des circonstances de la cause, que la combinaison de plusieurs substances inscrites au Codex constitue un remède secret.

Exemple : au cours de l'année 1872, quatre affiches sont apposées sur les murs de la ville d'Auray ; une de ces affiches s'occupe de la destruction des rats, mais les trois autres visent la guérison de la gale et préconisent un remède appelé *solution Bigot*, du nom du pharmacien qui l'a composé. Ce pharmacien est poursuivi (il était coutumier du fait, ayant été déjà condamné quatre fois). Il prétend, pour sa défense, que sa solution est un composé de sulfure de calcium et d'acide phénique, et que ces deux substances figurent au Codex. Les juges le condamnent néanmoins à 300 francs d'amende et aux dépens, et ils font précéder cette condamnation de considérations générales qu'il est utile de noter :

« Attendu, disent-ils, qu'il importe d'abord de préciser le but et la portée du *Codex medicamentarius* ou *Pharmacopée francaise* et de se pénétrer de l'esprit de ses rédacteurs ; que les termes du rapport et de la préface qui précède cet important travail indiquent suffisamment qu'il n'est et ne peut être qu'une nomenclature de corps simples ou composés, dont il indique le degré de purification ou le dosage ;

« Que, de la sorte, quand une préparation médicinale est faite conformément au Codex, elle doit toujours être la même dans toute l'étendue du territoire français ; qu'en un mot le *Codex* constitue l'unité médicale de l'État qui l'édicte ;

« Que de là, il résulte que le mélange ou la combinaison de ces substances constituent l'exercice de la médecine, s'ils s'appliquent à des cas particuliers, la fabrication de remèdes secrets, s'ils s'appliquent à des cas généraux. »

On le voit, le pharmacien peut être gravement exposé lorsque (sauf dans quelques cas exceptionnels) il prend plusieurs des substances indiquées au Codex pour les mélanger et les débiter ainsi mélangées. S'il a procédé ainsi pour un seul de ses clients, il commet un délit (l'exercice illégal de la médecine) ; s'il procède en grand, et s'il annonce la vente de ce produit ainsi fabriqué, il commet un délit également (vente de remèdes secrets).

Ajoutons que la vente des remèdes secrets est

proscrite en France, aussi bien quand ces remèdes sont d'origine étrangère que lorsqu'ils ont été fabriqués en France (C. Paris, 30 novembre 1876). Cette solution s'impose, car nous ne pourrions avoir plus de confiance en la fantaisie des pharmaciens étrangers qu'en l'imagination des nôtres.

Voici quelques remèdes déclarés secrets par les cours et tribunaux :

Sirop pectoral de Lhoste ; Poudre et pastilles Paterson (Metz, 11 février 1857. P. 57.449) ;

Thé Chambard, bien qu'on ait prétendu que ce n'était qu'une modification du *thé vulnéraire suisse* et du *thé Saint-Germain* (espèces inscrites au Codex); mais l'expert chargé de l'examiner déclara qu'au lieu de la crème de tartre, qui agit comme matière rafraîchissante et joue un rôle important dans le thé Saint-Germain (en corrigeant l'action échauffante du séné), il y avait dans le thé Chambard des principes étrangers, susceptibles de causer d'atroces coliques (tribunal Seine; *Gazette des tribunaux* du 15 novembre 1879).

Les *pilules Crosnier* ont été déclarées également remède non autorisé (tribunal Seine, 21 avril 1877 : *Gazette des tribunaux* du 25 avril).

WEIL (1), dans son ouvrage sur l'*Exercice*

(1) Lire, dans l'ouvrage du même auteur, des considérations du plus grand intérêt sur les remèdes secrets, notamment n° 151 (page 215).

illégal de la médecine et de la pharmacie, cite un certain nombre d'autres exemples :

L'*anti-obesitas* (à l'iodure de potassium mélangé d'autres substances) (C. Paris, 12 janvier 1882, journal *la Loi* du 15 janvier) ;

Les *dragées à l'huile de foie de morue de Derocque* (Paris, 17 janvier 1873, arrêt confirmé par la Cour de cassation, 26 juillet 1873. *Dalloz* 73, 1 493), etc., etc.

CONSÉQUENCE DE L'INTERDICTION
DES REMÈDES SECRETS

En principe, le pharmacien ne doit pas en détenir dans son officine (sans encourir une peine) (Cass., 17 août 1867. *P*. 68, 547).

En principe également, il ne peut en vendre, même sur l'ordonnance du médecin, lorsqu'elle n'en spécifie pas la composition : le médecin, d'ailleurs, s'il trouve ce remède utile à ses malades, peut le prescrire, mais sans l'indiquer par son nom, et il doit en mentionner la formule sur son ordonnance. De son côté, le pharmacien doit préparer lui-même le médicament, mais non le livrer tout préparé comme remède officinal.

Il en pourra résulter une situation très bizarre : supposons qu'un médecin prescrive, par son simple nom, un remède secret, et que le client se présente chez le pharmacien avec son ordonnance. Si ce dernier est persuadé que le médicament prescrit est un médicament secret, non autorisé, et s'il en connaît la composition, aura-t-il le droit de le préparer lui-même ?

La question est délicate, sans doute : on pourra accuser le pharmacien d'avoir préparé, de son propre chef, un remède magistral (puisque le médecin n'en a pas indiqué la composition d'une façon détaillée). Néanmoins la question, toute délicate qu'elle soit, est intéressante, importante même, car si, dans chaque cas particulier, il était loisible au pharmacien de livrer au client une composition préparée par lui, au lieu de donner la spécialité préparée et empaquetée à l'avance, le bénéfice pécuniaire qu'il pourrait en retirer ne serait pas à dédaigner.

Ce serait, en tous les cas, un adoucissement au mal que signalent les adversaires des spécialités et que, il y a déjà longtemps, un président de la Société de médecine légale (Devergie) stigmatisait ainsi : « La pharmacie est empoisonnée de remèdes auxquels, il faut le reconnaître, les médecins donnent un puissant concours ; ils évitent, sur leurs ordonnances, une ou deux formules détaillées et trouvent plus simple de désigner l'emploi de tel ou tel remède par le nom de son auteur. Alors, le pharmacien qui exerce honorablement sa profession ne trouve plus d'aliments pour subvenir aux dépenses de son exercice ; le pharmacien en est réduit à prêter gratuitement un local qu'il paie fort cher à tous ces vendeurs de remèdes secrets en faisant montre au dehors de tout ce dont il est approvisionné » (1).

(1) Nous pourrions multiplier les citations, et en donner de très autorisées et de toutes récentes ; mais nous nous abstenons de le faire, dans une question aussi irritante que l'est celle des spécialités. Aussi bien, les discussions sans fin et les manifestations favorables ou défavorables ne sauraient nous toucher, puisque nous nous plaçons, ici, sur le terrain légal : or, nous le répétons, *légalement*, la vente des spécialités — remèdes secrets — est interdite (25 à 600 francs d'amende, et, en cas de récidive, 3 à 10 jours de prison).

VENTE DES SUBSTANCES VÉNÉNEUSES

VENTE DES SUBSTANCES VÉNÉNEUSES

La loi du 19 juillet 1845 punit d'une amende de cent à trois mille francs et d'un emprisonnement de six jours à deux mois (sauf admission de circonstances atténuantes) ceux qui contreviennent aux ordonnances sur la vente, l'achat et l'emploi des substances vénéneuses.

Il est donc indispensable d'étudier soigneusement la législation qui se rapporte au commerce de ces substances.

I

Vente de ces substances pour usages autres que la médecine.

L'ordonnance du 29 octobre 1846 pose en principe que toute personne peut faire le commerce dont il s'agit, mais à condition de faire une **décla-**

ration au maire de la commune (en indiquant le lieu où est situé son établissement) et de tenir très strictement un **registre** contenant l'espèce, la quantité des substances achetées ou vendues, ainsi que les nom, profession et domicile des vendeurs et des acheteurs. Elle prescrit aussi la tenue d'un registre pour tous les fabricants et manufacturiers qui font usage de substances vénéneuses, et défend de vendre ou livrer ces substances à tous autres qu'aux commerçants, chimistes, fabricants ou manufacturiers, qui auront fait la même déclaration qu'eux-mêmes devant le maire. A cet égard, les pharmaciens qui voudraient vendre des substances vénéneuses pour des usages autres que ceux de la médecine sont assimilés aux vendeurs sans diplôme : ils doivent faire la déclaration au maire et se conformer aux différentes exigences de la loi.

II

Vente pour l'usage de la médecine.

La vente de ces substances pour l'usage de la médecine est exclusivement réservée aux pharmaciens.

Voici quelles sont les mesures édictées par la loi :

Les pharmaciens ne doivent délivrer les substances vénéneuses **que sur la prescription d'un médecin, d'un chirurgien, d'un officier de santé** ou **d'un vétérinaire breveté**.

Remarquons immédiatement que le pharmacien a ce privilège aussi bien pour la médecine vétérinaire que pour la médecine humaine ; car si le vétérinaire a le droit de se livrer à la préparation des médicaments pour les animaux, ce droit cesse dès que ces médicaments doivent contenir des substances vénéneuses.

Donc, principe absolu, le pharmacien a seul le droit de délivrer des substances vénéneuses pour l'usage de la médecine humaine ou vétérinaire. Il ne peut le faire, comme nous l'avons dit, que sur la prescription d'un médecin, chirurgien, officier de santé ou vétérinaire breveté ; et cette prescription doit être **signée, datée** et **énoncer en toutes lettres la dose des dites substances** ainsi que le **mode d'administration du médicament**.

« Cette disposition, dit le ministre de l'agriculture et du commerce (dans une circulaire du 12 mars 1881), paraît avoir été perdue de vue, et la plupart des médecins se contenteraient aujourd'hui d'indiquer seulement en chiffres la quantité des substances vénéneuses qu'ils prescrivent.

« Les pharmaciens, de leur côté, exécuteraient ces ordonnances irrégulières, au risque de compromettre également leur responsabilité.

« L'ordonnance de 1846, en imposant aux médecins l'obligation d'indiquer en toutes lettres la dose des substances vénéneuses entrant dans un médicament, a voulu prévenir les erreurs qui peuvent résulter du déplacement, par inadvertance, de la virgule dans l'indication en chiffres des fractions de gramme.

« Il importe beaucoup à la sécurité publique que cette sage prescription ne tombe pas en désuétude, et que le médecin se conforme strictement aux obligations qui lui sont imposées.

« Je vous prie, en conséquence, de vouloir bien rappeler aux médecins qui exercent dans votre département que toute ordonnance prescrivant l'emploi de substances vénéneuses doit indiquer la dose en toutes lettres.

« Vous aurez également à rappeler aux pharmaciens qu'ils ne doivent jamais exécuter une prescription médicale formulée en chiffres quand elle exige l'emploi de substances vénéneuses.

« Vous voudrez bien, en outre, avertir ces praticiens de l'un et de l'autre ordre que s'ils ne tenaient aucun compte de ce rappel aux règlements, ils s'exposeraient aux pénalités édictées par la loi du 19 juillet 1845 ». (Ces pénalités, nous le répétons, sont de 100 à 3.000 francs d'amende, et de six jours à deux mois de prison) (1).

(1) L'application de ces pénalités, en ce qui concerne les médecins, peut être discutée. Nous n'avons pas à y insister ici.

Citons, pour appuyer ces considérations, deux espèces : l'une relative à un pharmacien de Valence (Drôme) qui, en 1876, fut condamné à cent francs d'amende pour avoir délivré une substance vénéneuse sans que la dose de cette substance soit écrite en toutes lettres dans l'ordonnance du médecin ; l'autre exemple (1) est plus récent : le tribunal de Lectoure (5 avril 1895) donne des motifs qu'il faut retenir :

« ... Attendu, au surplus, dit-il, que, d'après l'article 5, § 2, de l'ordonnance du 29 octobre 1816, au titre de la vente des substances vénéneuses par les pharmaciens, Z... devait refuser de délivrer la solution : 1° parce que l'ordonnance n'énonçait pas, *en toutes lettres*, la dose de chlorhydrate de morphine ; 2° parce qu'elle n'énonçait pas le mode d'administration du médicament ;

Attendu que l'importance de ces conditions imposées aux médecins dans la rédaction de leurs ordonnances, et la défense faite aux pharmaciens, sous peine de contravention, d'exécuter une ordonnance dont le libellé est défectueux, ont uniquement pour but d'éviter des erreurs malheureusement trop communes ; que la circulaire ministérielle du 10 novembre 1846 en recommande expressément l'exécution aux médecins et pharmaciens, et porte que

____

(1) V. *Gazette des tribunaux* du 30 août 1895.

les pharmaciens « sont seuls responsables » s'ils délivrent des médicaments contrairement aux règlements;

« Attendu que Z... a prétendu, dans son interrogatoire, que cette ordonnance, tombée en désuétude, n'est appliquée nulle part ; que, depuis vingt-cinq ans, il ne l'a jamais appliquée et que, s'il est en faute, les sept ou huit mille pharmaciens de France sont en faute comme lui, ainsi que les vingt ou vingt-cinq mille médecins ;

« Attendu que le tribunal n'a pas à tenir compte de ces allégations, qui lui paraissent fort hasardées et dont il devine le but, ni de la déclaration d'un pharmacien de l'hôpital Cochin qui affirme que l'ordonnance de 1846 est tombée en désuétude en ce qui concerne l'inscription en toutes lettres, dans une formule, des doses des substances vénéneuses qui entrent dans sa composition, et qui cependant regrette que dans certaines régions (d'après lui, le Gers serait du nombre) ce mode d'administration ne soit pas indiqué; qu'il estime que des règlements dont la sagesse et l'utilité sont certaines doivent, tant qu'ils ne sont pas abrogés, être fidèlement exécutés ; qu'en ce qui concerne Z..., il doit constater que M. le préfet du Gers, dans une circulaire assez récente, puisqu'elle porte la date du 31 mars 1881, prie les maires du département du Gers de « rappeler aux médecins que touté ordonnance prescrivant l'emploi de substances vénéneuses doit en indiquer la dose en toutes lettres, et aux pharmaciens qu'ils ne doivent jamais exécuter une ordonnance formulée en chiffres quand elle exige l'emploi de substances vénéneuses, et d'avertir ces praticiens de l'un et l'autre ordre que s'ils ne tenaient aucun compte de ce rappel aux règlements, ils s'exposeraient aux pénalités édictées par la loi du 29 juillet 1845 ;

« Attendu que de ce qui précède il résulte que si Z... s'était conformé aux usages et si, au lieu de violer les devoirs de sa profession, il avait exécuté le § 2 de l'article 5 de l'ordonnance du 29 octobre 1846, le Dr X... aurait eu sous les yeux son ordonnance du 14 janvier 1895, se serait aperçu de son erreur, aurait rectifié ses prescriptions et qu'ainsi l'erreur qui a occasionné l'empoisonnement de la femme C... était rendue impossible ;

« Attendu qu'à ces divers points de vue, la culpabilité de Z... est établie ; qu'il a, par négligence et inobservation des règlements, causé involontairement la mort de la femme C... ;

« Attendu, quant à l'application de la peine, que si la responsabilité de Z... qui, en se conformant aux règlements, aurait certainement évité l'empoisonnement de la femme C..., n'est pas plus grande que celle de X..., elle est tout au moins égale et qu'il y a lieu de leur infliger la même peine ;

« Attendu, cependant, qu'il existe des circonstances atténuantes;

« Par ces motifs... condamne X... et Z... chacun à une amende de 300 francs..., les condamne à payer solidairement la somme de 3.500 francs de dommages-intérêts à la partie civile, etc... »

Continuons d'examiner les exigences de la législation sur les substances vénéneuses.

Nous supposons qu'un pharmacien ait reçu une ordonnance de médecin comportant une ou plusieurs de ces substances. L'ordonnance est régulière ; elle est signée, datée, et énonce en toutes lettres la dose et le mode d'administration des substances. Le pharmacien peut exécuter, par conséquent, l'ordonnance. Mais ce ne sera pas tout.

Il a encore l'obligation de **transcrire l'ordonnance,** avec toutes ses indications, sur un registre spécial, et cette transcription devra être faite de suite et sans aucun blanc, pour éviter les additions intempestives faites, soit par malveillance, soit afin de couvrir indûment les responsabilités engagées. Exemple: M. S..., pharmacien, est condamné le 23 avril 1892, à 500 francs d'amende par le tribunal de la Seine, parce que son élève avait négligé de transcrire une ordonnance contenant prescription de cantharidine, qui avait occasionné la mort d'un professeur connu.

Mais les pharmaciens ne sont pas tenus d'indiquer, sur leur registre, le nom des malades auxquels ils délivrent des médicaments toxiques(Cass. crim. 24 février 1856, *Dalloz*, 1856, 1.350): c'est, dit l'arrêt qui a consacré cette solution, par un intérêt de discrétion envers le malade et sa famille que le législateur n'a pas exigé que mention soit faite des nom, profession et domicile de l'acheteur.

Ce registre, qui est susceptible d'être représenté à toute réquisition de l'autorité, **doit être conservé pendant vingt années**, au moins, à partir du jour où il est terminé. Cette période de vingt ans, excessive à première vue, est rendue nécessaire par ce fait que les crimes qui auraient pu être commis au moyen de substances vénéneuses ne se prescrivent que par vingt ans: il est donc utile de conserver, pendant ce laps de temps, trace des indications prescrites par la loi.

L'inscription sur le registre une fois faite, il faut encore que le pharmacien **revête l'ordonnance de son cachet**, après y avoir indiqué **le jour où les substances auront été livrées,** ainsi que **le numéro d'ordre** de la transcription sur le registre.

Il doit enfin, avant de délivrer la préparation médicale, **y apposer une étiquette indiquant son nom et son domicile,** et rappelant **la destination interne ou externe du médicament.**

Enfin la circulaire du ministre de l'intérieur du 25 juin 1855 imposé la nécessité d'une **étiquette rouge** pour toutes les substances dangereuses à l'usage externe : à plus forte raison, doit-on la mettre pour les substances vénéneuses.

Là ne se bornent pas les obligations relatives à ces substances. Leur détention même est soumise à des prescriptions sévères.

Elles doivent surtout être tenues dans un **endroit sûr et fermé à clef**. — Un arrêt de la Cour d'Aix (15 novembre 1854, *P.* 1855, 2.74) statue ainsi, à l'égard d'un pharmacien de Marseille :

« Attendu que le sieur X..., commissaire de police, s'étant présenté chez le sieur Z... pharmacien, a demandé, en l'absence momentanée de celui-ci, au sieur L..., son commis, la clef de l'armoire renfermant les substances vénéneuses, et que L..., son commis, l'a prise dans le tiroir du comptoir, tiroir qui était parfaitement ouvert ; attendu qu'en l'état de ces faits établis par le procès-verbal du commissaire de police et par les débats, il est constant que les substances vénéneuses de l'officine n'étaient pas dans un lieu sûr, puisque la clef de l'armoire qui les renfermait se trouvait à la disposition des personnes de la maison ; par ces motifs, condamne... »

L'exemple que nous venons de citer montre que les commissaires de police, comme les maires d'ailleurs, assistés, s'il y a lieu, d'un docteur en médecine désigné par le préfet, peuvent s'assurer de l'exécution des dispositions légales dont nous venons de parler. Il est dit littéralement dans l'ordonnance du 29 octobre 1846, qu'ils visiteront les officines des pharmaciens, se feront représenter les registres, constateront les contraventions et transmettront leurs procès-verbaux au procureur de la République pour l'application des peines ci-dessus mentionnées.

La même ordonnance exprime, enfin, les exigences suivantes :

Précautions très grandes (sous peine d'amende et d'emprisonnement) pour éviter les accidents dans l'expédition, l'emballage, le transport, l'emmagasinage et l'emploi des substances vénéneuses ;

Défense, sous la même pénalité, d'affecter à d'autres usages les fûts, récipients ou enveloppes ayant contenu ces substances.

*
* *

Reste à savoir quelles sont les substances *légalement* vénéneuses.

En voici la nomenclature successivement établie :

Décret du 8 juillet 1850 : Acide cyanhydrique ;

Alcaloïdes végétaux vénéneux et leurs sels ;

Arsenic et ses préparations ;

Belladone, extrait et teinture ;

Cantharides entières, poudre et extrait;

Chloroforme;

Ciguë, extrait et teinture;

Cyanure de mercure;

Cyanure de potassium;

Digitale, extrait et teinture;

Émétique;

Jusquiame, extrait et teinture;

Nicotiane;

Nitrate de mercure;

Opium et son extrait;

Phosphore;

Seigle ergoté;

Stramonium, extrait et teinture;

Sublimé corrosif.

Décision ministérielle du 9 avril 1852 : Pâte phosphorée.

Décret du 1ᵉʳ octobre 1864 : Coque du Levant.

Loi du 26 mars 1872 (art. 4) : Essence d'absinthe.

*** ***

Trois de ces substances doivent arrêter un instant l'attention :

Le seigle ergoté, d'abord, parce que si la vente de cette substance vénéneuse ne pouvait être faite autrefois, pour l'usage de la médecine, que sur les prescriptions d'un médecin, chirurgien, officier de santé ou vétérinaire breveté, une loi du 23 juin 1873 autorise les pharmaciens à la vendre sur la prescription d'une sage-femme munie d'un diplôme.

*
* *

La seconde substance qui doive nous arrêter est le sublimé corrosif : un décret du 9 juillet 1890 autorise les pharmaciens à en délivrer pour l'usage de la médecine, sur la prescription des sages-femmes diplômées, mais sous la forme suivante :

PREMIÈRE FORMULE :

Sublimé corrosif . . . . 25 cgr.
Acide tartrique. . . . . 1 gr.
Solution alcoolique de carmin
    d'indigo à 5 p. 100 . . . . 1 goutte.

DEUXIÈME FORMULE :

Vaseline au sublimé à 1 p. 100. . 30 gr.

Chaque paquet de la première formule et chaque flacon de la seconde doit porter l'étiquette rouge orangé, avec la mention : « Formule A : Sublimé corrosif, 25 centigrammes pour un litre d'eau, *Poison* »; ou : « Formule B : Vaseline au sublimé corrosif à 1 p. 100. *Poison* ».

*
* *

La troisième substance à laquelle nous avons voulu faire allusion est l'arsenic (et ses composés), car la loi a été plus sévère à son égard que pour toute autre substance. Il faut, pour en trouver l'explication, se reporter à l'histoire judiciaire de 1845, époque à laquelle remonte la législation sur les substances vénéneuses : on peut y voir la narration d'une grande quantité de procès devenus plus ou moins célèbres, où l'arsenic jouait un rôle prépondérant.

Aujourd'hui, les criminels ont plus d'imagination ou la science leur offre plus de ressources : cette substance n'est plus à la mode, ou, du moins, elle n'est plus la panacée universelle en matière d'empoisonnement.

Aussi trouvons-nous un peu exagérées ces prescriptions qui vivent encore, faute d'avoir été abrogées :

« L'arsenic et ses composés ne pourront être vendus, pour d'autres usages que la médecine, que combinés avec d'autres substances.

« Les formules de ces préparations seront arrêtées, sous l'approbation de notre ministre secrétaire d'État de l'agriculture et du commerce, savoir :

« Pour le traitement des animaux domestiques, par le Conseil des professeurs de l'École d'Alfort ;

« Pour la destruction des animaux nuisibles et pour la conservation des peaux et objets d'histoi» naturelle, par l'École de pharmacie.

« Les préparations qui précèdent ne pourront être vendues ou délivrées que par des pharmaciens et seulement à des personnes connues et domiciliées.

« Les quantités livrées, ainsi que le nom et le domicile des acheteurs, seront inscrits sur le registre spécial.

« La vente et l'emploi de l'arsenic et de ses composés sont interdits pour le chaulage des grains, l'embaumement des corps et la destruction des insectes. »

On voit quelles précautions la loi exige : défense de vendre de l'acide arsénieux pour tout autre usage que la médecine ; défense même de le délivrer sur l'ordonnance d'un vétérinaire, interdiction à toute autre personne que les pharmaciens d'en détenir ; interdiction de s'en servir, même combiné avec d'autres substances, dans certains cas déterminés.

— C'est vraiment excessif pour une substance qui n'est ni la seule dangereuse, ni la plus dangereuse. L'état d'esprit plus haut signalé explique seul pourquoi on s'est tant préoccupé de l'arsenic et de ses composés en 1845.

Quoi qu'il en soit, les exigences légales ont été plusieurs fois sanctionnées par les tribunaux. Signalons notamment un jugement du tribunal d'Albi, qui remonte, il est vrai, à l'année 1867 (*Annales d'hygiène et de médecine légale*, 2ᵉ série, t. XXIX, 1868, p. 371), et qui prononce trois condamnations contre un pharmacien coupable d'avoir délivré trois fois, sur l'ordonnance d'un vétérinaire breveté, de l'acide arsénieux non combiné avec d'autres substances.

Ajoutons que la formule adoptée par l'École d'Alfort (pour le traitement des animaux domestiques) a été publiée dans une circulaire ministérielle du 26 février 1875, ainsi conçue : « L'acide arsénieux destiné à l'usage interne, pour le traitement des animaux domestiques, ne pourra être vendu que dénaturé suivant la formule ainsi composée :

Acide arsénieux . . . . 100 gr.
Colcothar (sesquioxyde de fer). . 1 gr.
Aloès. . . . . 0 gr. 50

INSPECTIONS ET VISITES

INSPECTIONS ET VISITES

Les pharmaciens sont soumis à deux sortes de visites, qu'il importe de distinguer soigneusement :

1° Les visites régulières, annuelles, des inspecteurs de la pharmacie, dont nous parlerons plus loin ;

2° Les visites faites en dehors de ces visites régulières, soit pour saisir des produits falsifiés ou corrompus (pouvoirs de police ordinaire pour la poursuite des crimes et délits), soit pour s'assurer que les prescriptions légales relatives aux substances vénéneuses ont bien été exécutées par les pharmaciens (ordonnance susvisée du 29 octobre 1846 art. 14). Ces dernières visites peuvent être faites, comme nous l'avons déjà dit, par le commissaire de police, seul ou assisté d'un médecin ; en effet, il s'agit soit de constater un délit et de saisir les médicaments délictueux (dans cette hypothèse, le commissaire de police peut tenir ses pouvoirs d'une

ordonnance du juge d'instruction, ou d'une délé-
gation du procureur de la République en cas de
flagrant délit), soit de procéder à un acte de surveillance que l'article 14 susvisé confie au commissaire
de police ; donc, ce dernier a le droit indéniable de
faire, même seul, une visite domiciliaire chez les
pharmaciens, et de verbaliser contre eux.

Ce droit est également accordé au maire (art. 14
de la même ordonnance); mais il n'est point accordé
à d'autres personnes : par exemple, dans un bourg,
le garde-champêtre n'aurait aucune qualité pour se
livrer à cette visite domiciliaire (Cass. 10 juillet 1897,
affaire Christophe).

*
* *

Outre ces visites inattendues, nous avons dit
qu'il existait d'autres visites, régulières celles-là
et annuelles. Elles ont pour but de vérifier la bonne
qualité des médicaments simples et composés. Les
membres de la commission chargée de cette visite
annuelle sont différents suivant les cas : à Paris, et
dans un rayon de dix lieues autour des Écoles
supérieures de pharmacie, cette commission se
compose de deux docteurs et professeurs des Écoles
de médecine, accompagnés de membres de l'École
de pharmacie, et assistés d'un commissaire de
police. Partout ailleurs, les membres de l'École de

pharmacie et les deux docteurs sont remplacés par trois membres du Conseil d'hygiène, désignés spécialement par le préfet parmi les docteurs, pharmaciens et chimistes du département.

Ces inspecteurs de la pharmacie sont remboursés de leurs frais de déplacement au moyen d'une taxe prélevée sur chaque personne visitée : cette taxe, pour les pharmaciens, est de 6 francs. Elle n'est que de 4 francs pour les épiciers et droguistes.

*
* *

Quel est le droit du pharmacien chez qui se présentent des inspecteurs de la pharmacie n'ayant pas pris soin de se conformer aux dispositions légales ? Incontestablement, le pharmacien peut leur refuser l'entrée de son officine. Il ne pourra évidemment s'opposer à ce que le commissaire de police pénètre chez lui, mais il aura le droit de s'opposer à ce que les inspecteurs procédent à l'inspection annuelle. C'est ainsi qu'en 1849, deux membres de l'École de pharmacie de Paris, assistés d'un commissaire de police, procédèrent à une visite chez les pharmaciens de Montrouge, sans se faire assister de deux professeurs de l'École de médecine, comme l'exige l'article 30 de la loi de germinal. La Cour de cassation décida qu'ils avaient procédé sans qualité, et que les pharmaciens pouvaient, à bon droit, refuser de subir leur visite (V. Cass. 7 juin 1850, *P.* 1852, 2.664 et 28 mars 1862, *P.* 1862. 1. 134).

Il est bien entendu que la remarque précédente ne s'applique qu'aux visites régulières, normales, prescrites par la loi, et qui doivent être faites chaque année. S'il s'agissait de visites inopinées, destinées à saisir des produits falsifiés ou corrompus, ou à contrôler des substances vénéneuses, nous avons dit que le commissaire de police seul pouvait opérer, et qu'il pouvait être accompagné d'un médecin dont l'assistance, alors, n'a pour but que de le guider dans ses recherches.

*
* *

Notons, en passant, une remarque utile tant pour les inspecteurs de la pharmacie que pour les inspectés. Les inspecteurs ne sont pas fonctionnaires publics dans le sens légal du mot ; mais la résistance, les violences, les outrages dont ils auraient à se plaindre dans l'accomplissement de leur mission n'en constitueraient pas moins, selon les cas, les délits de rébellion ou d'outrages punis par les articles 224 et 23 du Code pénal (modifiés par la loi du 13 mai 1863). Les inspecteurs peuvent donc constater, par procès-verbaux, les faits de cette nature et les transmettre à qui de droit. La sanction, pour ceux qui les ont outragés ou violentés, est d'une amende qui peut aller jusqu'à 500 francs, et d'un emprisonnement qui varie de six jours à trois ans, suivant les cas.

*
* *

L'organisation actuelle des inspections de pharmacie a été fort critiquée. Nous ne pouvons mieux faire que de renvoyer, sur ce point, aux observations judicieuses d'un professeur éminent de pharmacie (voir le *Traité de pharmacie* en deux volumes de Dupuy : I, p. 108 et 109). Il ne saurait nous appartenir de développer des critiques que l'expérience seule peut suggérer.

Nous devons, par contre, signaler deux points de jurisprudence pure, qu'il importe d'ajouter à ces rapides observations sur les inspections de pharmacies :

1° Le préfet a une liberté entière pour le choix des membres du Conseil d'hygiène publique et de salubrité, chargés des visites. Il n'y a aucune raison, notamment, pour qu'il ne désigne pas le directeur d'une fabrique de produits pharmaceutiques. Voir notamment arr. du Conseil d'État du 24 janvier 1896 (*Dalloz*, 1897, 3. 15) ; il s'agissait, dans l'espèce, de M. Mercier, directeur, à Nantes, d'une fabrique et d'un magasin de produits pharmaceutiques, qu'il vend par conséquent aux pharmaciens de sa contrée. Il semblait y avoir un inconvénient à lui confier l'inspection des pharmacies qu'il fournissait. Mais la loi ne fait aucune distinction ; le préfet peut prendre n'importe quels membres du Conseil d'hygiène.

2° Les médecins qui, dans les bourgs, villages ou communes où il n'y a pas de pharmacie ouverte, fournissent des médicaments à leurs malades (sans tenir officine ouverte, bien entendu) ne sont pas soumis à l'inspection. Cela résulte d'un arrêt du Conseil d'État du 8 août 1890 (affaire Poulet).

POIDS ET MESURES EMPLOYÉS
PAR LES PHARMACIENS

POIDS ET MESURES EMPLOYÉS
PAR LES PHARMACIENS

Aux termes de l'ordonnance du 4 juillet 1837 (article 4), nul ne peut avoir dans ses magasins, boutiques, ateliers ou maisons de commerce, des poids et mesures autres que ceux reconnus par la loi. (V. aussi la circulaire du ministre de l'agriculture et du commerce du 28 juillet 1878.)

Il en résulte que tous les poids, mesures et balances que les pharmaciens possèdent dans leur officine ou leur laboratoire doivent être soumis au contrôle du vérificateur, qui les reconnaît et constate leur conformité avec les types légaux. Le pharmacien qui fait usage non pas seulement de faux poids, mais simplement de poids autres que les poids légaux, tombe sous le coup de la disposition plus haut visée, ainsi que de la loi du 27 mars 1851 et de l'article 479, n° 5, du Code pénal.

La jurisprudence a même décidé que le fait que les poids incriminés n'auraient été employés, par le commerçant, que pour son usage privé et en dehors de ses relations commerciales avec le public ne suffit pas à excuser la contravention ou le délit résultant de leur détention (Cass. crim., 23 avril 1857 ; *Sirey*, 1857. 1. 714 ; *Dalloz*, 1857. 1. 269, et Cass. crim., 18 octobre 1836, *Sirey*, 1837. 1. 106). De même, elle a décidé que le commerçant trouvé détenteur de mesures non réglementaires ne peut être relaxé sous prétexte qu'elles servent à un commerce accessoire peu important (Cass. crim., 22 novembre 1879 : *Bulletin criminel des arrêts de la Cour de cassation*, 1879, n° 204).

Faut-il appliquer cette règle rigoureuse aux balances destinées exclusivement aux analyses chimiques et aux poids qui les accompagnent ? Ces balances et ces poids ne doivent-ils point être dispensés de la vérification, puisqu'ils ne doivent pas servir aux transactions commerciales ? A cette question il est difficile de répondre d'une façon nette ; mais il semble bien, à l'examen de l'une des dernières décisions rendues par la Cour de cassation en matière de poids et mesures (Cassation dans l'intérêt de la loi Hilaire, 25 février 1898 : *Bulletin criminel des arrêts de la Cour de cassation*, à sa date), qu'il est prudent de se conformer aux exigences de la loi, même lorsqu'il s'agit de balances et de poids pour l'usage privé du commerçant (et du pharmacien par conséquent).

D'autre part, un point indiscutable, c'est que la contravention aux lois ou règlements sur les poids et mesures ne comporte pas l'excuse de la bonne foi du contrevenant : il importe donc peu que ce dernier n'ait pas voulu tromper ses acheteurs. (Casss. crim., 23 septembre 1826 : *Sirey*, 1827. 1. 320).

Notons, enfin, un arrêt du Conseil d'État, en date du 20 septembre 1859, décidant que, d'après l'article 15 de l'ordonnance du 17 avril 1839, il appartient au préfet de chaque département de dresser le tableau des professions qui doivent être assujetties à la vérification et de déterminer l'assortiment des poids et mesures obligatoires pour chaque profession, et que, si le préfet a, par arrêté, déclaré que les médecins, autorisés à vendre des médicaments, étaient assujettis à la vérification des poids et mesures ainsi que des balances nécessaires pour le dosage des médicaments, ces médecins sont valablement tenus de cette obligation.

PRIX DES MÉDICAMENTS

PRIX DES MÉDICAMENTS

Comme il n'est déterminé par aucun tarif légal, les pharmaciens peuvent le fixer au chiffre qu'il leur plaît d'indiquer; mais, en cas d'exagération, les tribunaux ont la liberté de réduire ce prix, au vu des prix moyens cotés dans les diverses pharmacies.

Il est évident que la concurrence aura, en cette matière, plus de poids encore que les tribunaux; sur l'ensemble des pharmaciens, il y en aura beaucoup qui chercheront à abaisser leur prix pour attirer la clientèle; il y en aura moins, croyons-nous, qui, sauf dans les localités éloignées de tout centre, risqueront, par l'exagération de leur prix, d'être taxés par les tribunaux.

Tribunaux devant lesquels doivent être réclamés les prix des médicaments

Nous avons déjà eu l'occasion de résoudre cette question, quand nous établissions que les pharmaciens, à bien des titres, étaient considérés par la loi comme des commerçants.

Nous disions alors que le tribunal de commerce était, en conséquence, seul compétent pour connaître des contestations qui s'élevaient entre pharmaciens, ou entre pharmacienss et fournisseurs; mais que dès qu'une difficulté naissait entre un pharmacien et son client pour le paiement de médicaments, les tribunaux de commerce n'étaient plus compétents. Nous rappelons ce principe en deux mots: si la valeur des médicaments n'excède pas 200 francs, le pharmacien doit les réclamer devant le **juge de paix** ; s'ils dépassent 200 francs, il doit s'adresser au **tribunal de première instance** (tribunal civil).

Mais dans quel délai pourra-t-il s'adresser utilement aux tribunaux pour exiger le paiement de ses clients récalcitrants ? — C'est la loi sur l'exercice de la médecine (loi du 30 novembre 1892) qui va nous répondre: « Article 11 : l'article 2272 du Code civil est modifié ainsi qu'il suit... L'action des médecins, chirurgiens, chirurgiens dentistes, sages-femmes et pharmaciens, pour leurs visites, opérations et médicaments, se **prescrit par deux ans.** »

Ceci constitue un progrès sur l'ancienne législation qui n'accordait qu'un an. En deux ans, le pharmacien a grandement le temps de réclamer ce qui lui est dû ; s'il ne le fait pas, il montre une négligence condamnable, et qui est punie par la prescription de sa créance.

En admettant même qu'il ait poussé l'incurie jusqu'à ne point réclamer le prix de ses médicaments pendant deux ans, il lui resterait une dernière ressource devant les tribunaux. Aux clients qui lui opposeraient la prescription, il pourrait, en effet, **déférer le serment** (article 2.275 du Code civil), pour les forcer à déclarer si vraiment ils ont payé leurs dettes. Malgré tout le mal qu'on dit de la société contemporaine, il est à présumer que beaucoup de clients qui, par mauvaise volonté, par malice ou par dénûment, se refusent à payer leurs dettes, n'iraient pas jusqu'à faire un faux serment pour se libérer envers leur créancier.

Ajoutons enfin que la prescription biennale des honoraires du pharmacien étant fondée sur une présomption de paiement, l'**aveu** implicite de la dette rend cette prescription inapplicable. Donc, si un client reconnaît expressément ou tacitement n'avoir pas payé la dette qui lui est réclamée, s'il se borne à dire, par exemple, que, lorsqu'il a voulu payer, le pharmacien s'est refusé à recevoir la somme qu'il lui offrait, et cela en termes inconvenants, il ne peut opposer la prescription de deux ans, et dès lors la créance du pharmacien devient une créance ordinaire, contre laquelle court seulement la prescription trentenaire (sic : jug. du tribunal de paix de Paris, 11° arrondissement, du 19 septembre 1894, reproduit dans la *Semaine médicale* du 10 octobre 1894).

A qui les pharmaciens doivent-ils réclamer le prix des médicaments ?

Si le malade est célibataire et majeur, il ne peut y avoir de difficultés : ou bien, il faudrait supposer qu'il est **aliéné**, cas auquel le pharmacien pourrait réclamer le prix des médicaments, soit à **l'administrateur provisoire** (art. 497 C.c.), si l'aliéné a fait l'objet d'une demande d'interdiction non encore résolue, soit au **tuteur,** nommé à l'aliéné interdit (art. 509 C.c.)

Si le malade est **mineur**, le pharmacien s'adressera, soit au **père,** soit au **tuteur.**

Mais une difficulté se présentera si l'enfant a son père et sa mère vivants, mais **séparés de biens.** Si le père est solvable, le pharmacien devra s'adresser à lui ; mais s'il est insolvable, comme cela se présente assez souvent dans un ménage séparé de biens, et si, au contraire, la femme a de la fortune, que devra faire le pharmacien ? — Nous ne pensons pas qu'il puisse y avoir de doute : il n'aura qu'à invoquer l'article 1448 du Code civil, ainsi conçu :

« La femme qui a obtenu la séparation de biens doit contribuer, proportionnellement à ses facultés et à celles du mari, tant aux frais du ménage qu'à ceux d'éducation des enfants communs. — Elle doit supporter entièrement ces frais, s'il ne reste rien au mari. »

Bien que les frais de pharmacie ne soient pas, à proprement parler, des frais de ménage, ils sont tout aussi nécessaires que les aliments, et il paraît bien certain que l'article susvisé s'applique à la matière.

Si nous prenons cette même hypothèse d'un mari et d'une femme séparés de biens, à qui le pharmacien devra-t-il demander le prix des médicaments s'ils ont été fournis soit à l'un, soit à l'autre des deux époux ? — Nous n'aurions pas posé cette question si, par une étrange théorie qu'on a peine à comprendre, et qui restera, nous l'espérons, limitée à une espèce unique, le tribunal de la Seine (7e chambre) n'avait, le 19 mars 1878 (*Gazette des tribunaux* du 5 avril 1878) proclamé le contraire de ce qui est, pour nous, le bon sens. — En effet, nous avons vu, tout à l'heure, que le pharmacien peut, lorsqu'il fournit des médicaments pour l'enfant d'époux séparés de biens, réclamer le prix de ces médicaments, soit au mari, soit à la femme (si le mari ne peut pas les payer, en tout ou en partie). Le pharmacien peut agir ainsi, avons-nous dit, parce que le Code civil (art. 1448) stipule que la femme qui a obtenu la séparation de biens doit supporter, en tout ou en partie, suivant les cas, les *frais de ménage.* Le même raisonnement doit, suivant nous, s'appliquer lorsque les médicaments sont fournis pour l'un des deux époux. Comme le fait remarquer avec juste raison DUBRAC, dans son traité plus haut visé : « Les frais d'un traitement médical ayant pour but de conserver la vie (ou la santé) à l'un des époux incombent assurément au *ménage;* l'autre époux ne peut se désintéresser à ce point de ce qui touche à l'existence même de son conjoint, qu'il ait le droit de ne pas participer aux frais du traitement. Comment ! l'époux, même séparé de corps, aura, suivant les circonstances, une action pour se faire payer par l'autre une pension alimentaire ; les mémoires du boulanger et du boucher pourront être à la charge de ce dernier, et ceux du médecin et du pharmacien ne seront pas payés !.. » C'est là tout à fait notre sentiment.

*
* *

Nous appliquerons la même théorie pour les médicaments fournis à un malade à l'occasion de la **maladie dont il est mort.** Si ce malade était un mineur ou un fou interdit, c'est au père ou au tuteur qu'il faudra réclamer le prix des médicaments ; — si c'était un homme ou une femme marié, on doit se faire payer sur l'actif de la communauté ; — si c'était un homme ou une femme séparé de biens d'avec son conjoint, la créance du pharmacien devra être considérée comme une charge de ménage, dont l'époux survivant est tenu solidairement avec les héritiers du mort ; — si enfin c'est une autre personne, c'est la succession qui devra payer.

La loi accorde même, à cet égard, ce qu'on appelle un **privilège** aux pharmaciens, **sur la succession** du défunt. Les pharmaciens doivent être payés, par privilège, sur le prix des meubles, et, si le mobilier est insuffisant, sur le prix des immeubles que laisse la personne décédée.

Faisons, dès maintenant, une remarque à propos de la destination des médicaments qui confèrent le privilège aux pharmaciens : il est bien entendu que les achats de substances qui auraient eu seulement pour objet de satisfaire de simples caprices du malade ne pourraient créer un privilège, sauf dans le cas où la satisfaction de ces caprices eût été reconnue nécessaire pour le traitement de la maladie.

La disposition légale qui confère aux pharmaciens le *privilège* dont nous venons de parler a eu des destinées diverses dont il est utile de dire quelques mots : Il y a peu d'années (antérieurement à 1892), le Code civil — article 2101 — s'exprimait ainsi : « Les créances privilégiées, sont...

celles ci-après exprimées, et qui s'exercent dans l'ordre suivant : 1° les frais de justice ; 2° les frais funéraires ; 3° *les frais quelconques de dernière maladie.* » Il n'y avait, sur la nature de ces frais de dernière maladie, aucune contestation : il était bien entendu que les médicaments en faisaient partie ; mais on n'était pas d'accord sur l'interprétation des mots « dernière maladie ». La dernière maladie, il semble que ce doive être celle dont on meurt ; et c'est ainsi que la Cour de cassation avait traduit ce mot ; de sorte que la jurisprudence, très variable, très discutée, tendait cependant à n'accorder de privilège aux pharmaciens que pour les médicaments fournis au cours de la maladie dont le client était mort.

Mais le législateur a voulu faire cesser ces doutes dans l'interprétation de l'article 2101 du Code civil, et, dans la loi de 1892 sur la médecine, il a complété cet article de façon à faire disparaître toute incertitude : les pharmaciens ont, depuis lors, un privilège pour se faire payer le prix des médicaments fournis lors de la dernière maladie du client, quelle qu'ait été la terminaison de cette maladie.

Il en résulte que, désormais, chaque fois qu'un client meurt, tombe en faillite, ou se fait saisir par un créancier, le pharmacien aura, **sur la vente de ses meubles** (et, **si le mobilier est insuffisant,**

sur la vente de ses immeubles), un privilège pour se faire payer les médicaments fournis pendant la dernière maladie dont ce client s'est fait soigner.

Néanmoins, si la loi est libérale, il ne faut pas en détourner ou en exagérer la portée. Notamment, la Cour de cassation (chambre. civile) a décidé, le 3 août 1897, que :

« Si la loi du 30 novembre 1892, article 12, modifiant l'ancien article 2101 du Code civil, déclare privilégiés les frais quelconques de la dernière maladie, quelle qu'en ait été la terminaison, elle n'a considéré que la maladie du débiteur, sans s'occuper de celles des membres de sa famille ; d'autre part, les privilèges étant de droit étroit, et ne pouvant être étendus par analogie, c'est au pharmacien qui réclame le bénéfice de l'article 2101 à justifier que sa créance rentre bien dans les prévisions de ce texte ; il ne saurait donc critiquer, en droit, la décision qui, pour refuser d'admettre sa créance comme privilégiée, se fonde sur ce qu'il n'a pas justifié que la dernière maladie, pour laquelle il a fourni des médicaments commandés par son débiteur, fût celle de ce débiteur lui-même, plutôt que celle de l'un des membres de sa famille. »

Donc, le pharmacien n'a de **privilège** sur meubles et immeubles que s'il s'agit de **la dernière**

maladie de son débiteur; et c'est à lui qu'il appartient de démontrer que les médicaments *n'étaient pas destinés à quelque personne de sa famille ou de sa maison.*

*
* *

Nous avons vu, tout à l'heure, que les pharmaciens pouvaient demander le paiement de leurs médicaments, suivant les cas, soit au malade lui-même, soit à son père, soit à son tuteur, soit à sa femme séparée de biens, soit enfin à ses héritiers. Il y a des cas où, par assimilation avec ce que la Cour de cassation a décidé pour les médecins (Cass., 4 décembre 1872, *P.* 72, 1.139), on peut dire que le pharmacien a le droit de réclamer le prix des médicaments à la **personne étrangère** qui est venue les chercher pour le malade.

Il ne s'agit pas — on le comprend — du cas banal où c'est un ami du malade ou une domestique qui vient chercher le médicament; dans ce cas, il faut appliquer les principes énoncés par le tribunal du Havre, le 14 janvier 1877, en les appliquant au pharmacien : « Attendu, dit cette décision, que le fait par un tiers d'appeler un médecin au secours d'une personne qui vient de recevoir des blessures constitue un simple acte d'humanité et ne saurait être considéré comme un engagement d'acquitter les honoraires qu'il pourra plaire au médecin de réclamer, etc... » Mais il en est autrement dans le cas où, par charité, par sympathie, ou par tout autre sentiment inutile à analyser, une personne prend l'initiative de soigner une autre personne, l'entoure de soins empressés, va chercher des médicaments chez le pharmacien et a, en un mot, l'allure du maître de la maison.

En agissant ainsi, cette personne s'oblige tacitement à payer les médicaments qu'elle a elle-même commandés, et le pharmacien peut, nous n'en doutons pas, lui en réclamer le prix.

*
* *

Il y a une autre hypothèse où le pharmacien pourra réclamer le prix des médicaments délivrés à une autre personne encore que celles dont nous avons donné successivement l'énumération. Souvent, en effet, le pharmacien donne ses soins et ses médicaments **gratuitement**, lorsqu'il s'agit d'un **blessé**, d'un **noyé**, d'un **malade** qu'on transporte dans son officine; or, il peut arriver de véritables **catastrophes**, qui mettent en deuil toute une commune, toute une ville, et ce n'est plus un blessé, mais dix ou vingt, qui passent tour à tour par

l'officine du pharmacien, ou qui sont soignés dans
les maisons proches avec des médicaments que lui,
pharmacien, vient de délivrer. Dans ce cas encore,
il n'hésitera pas à remplir le devoir que lui dicte
sa conscience, et, certes, il n'y aura pas besoin de
lui rappeler l'article 475 n° 12 du Code pénal, qui
édicte une peine (d'ailleurs ridicule, de 6 à 10 francs
d'amende) contre « ceux qui, le pouvant, auront
refusé de faire le service ou de prêter le secours
dont ils auraient été requis dans les circonstances
d'accidents, de tumulte, naufrage, inondation,
incendie ou autres calamités ». Donc, notre pharmacien aura donné ses soins et ses médicaments,
sous les yeux du maire ou du représentant de l'autorité municipale qui, comme son devoir l'y oblige,
surveillera et maintiendra l'ordre. Cette fois, on le
pense bien, ce ne sont pas quelques centimes de
produits pharmaceutiques qui seront sortis de l'officine ; le pharmacien a pu être mis à contribution
pour des centaines de francs. Il nous paraît donc
indiscutable que le pharmacien pourra réclamer à
la commune le remboursement de son dû, et invoquer, à cet égard, l'arrêt de la Cour de cassation du
27 janvier 1858 (*P*. 58. 273) qui déclare que « nul
ne peut être tenu, en l'absence de toute disposition
de loi, de faire gratuitement le sacrifice de son
temps, de son travail ou de son industrie, même à
l'intérêt public ou communal ; et que l'appel fait à

tout individu, exerçant une profession salariée, pour obtenir de lui un acte de cette profession, suppose nécessairement et implique la promesse et l'obligation d'en payer le salaire ». A plus forte raison doit-on décider ainsi en matière de médicaments fournis.

DISPOSITIONS A TITRE GRATUIT
AU PROFIT DES PHARMACIENS

DISPOSITIONS A TITRE GRATUIT
AU PROFIT DES PHARMACIENS

Nous avons parlé de « dernière maladie » en ce qui concerne les médicaments délivrés à l'occasion de cette maladie, et nous avons vu que les pharmaciens avaient un privilège pour s'en faire payer le prix.

Mais, à côté de cette facilité accordée, il y a une prohibition écrite dans la loi.

En effet, l'article 909 du Code civil s'exprime ainsi : « Les docteurs en médecine ou en chirurgie, les officiers de santé et les **pharmaciens, qui auront traité une personne pendant la maladie dont elle meurt, ne pourront profiter des dispositions entre vifs ou testamentaires qu'elle aurait faites en leur faveur pendant le cours de cette maladie** » (sauf exceptions que nous verrons dans un instant).

On devine que, si la loi est sévère, c'est qu'elle craint que les personnes qu'elle vise n'acquièrent, par la continuité de leurs soins, une influence trop grande, trop absorbante, trop exclusive, sur l'esprit du malade. Elle a craint, peut-être aussi, que ces personnes fussent trop intéressées à ce que le traitement demeurât inefficace, et elle n'a pas voulu que le médecin ou que le pharmacien tienne entre ses mains la vie de l'homme qui doit lui laisser sa fortune.

Quoi qu'il en soit, d'ailleurs, de cette dernière raison, il n'en est pas moins vrai que la jurisprudence, très libéralement, a fait une distinction en faveur du pharmacien :

Si le pharmacien **s'est borné à préparer, sur les ordonnances du médecin, les médicaments destinés au malade,** l'article 909 du Code civil ne lui sera pas applicable : il pourra recueillir la disposition entre vifs ou testamentaire qu'aura faite en sa faveur le malade, durant sa dernière maladie.

Si, au contraire, il a **fourni les médicaments de sa propre autorité,** sans le concours d'un médecin, s'il a **prescrit ou dirigé un véritable traitement,** ou même s'il a **modifié, de son propre chef, les médicaments** ordonnés par le médecin, il est incapable de recueillir la libéralité à lui faite par le malade. C'est ce qu'a jugé la Cour de cassation (7 avril 1868; *Dalloz*, 68. 1. 378) dans une affaire Perrine. Il est constaté dans l'arrêt de la Cour d'appel que Perrine, le pharmacien déclaré

incapable de recevoir de son malade, s'était rendu
spontanément près de lui pendant sa dernière
maladie, lui tâtait le pouls, examinait sa langue et
sa gorge, lui disait qu'il le guérirait, que ses médicaments le sauveraient, qu'il allait lui donner
quelque chose qui lui ferait du bien, — s'informait
de ce qui avait été fait et annonçait qu'il lui indiquerait ce qu'il y avait à faire, — autorisait l'administration de l'éther à hautes doses, contrôlait
l'emploi du vin de malaga ordonné par le médecin,
— avait fourni, sans ordonnances, deux potions et
un lavement préparé avec des têtes de pavots, etc.

*
* *

Autre cas : si le malade, au lieu de laisser sa fortune (ou une partie de sa fortune) au pharmacien
qui l'a soigné dans sa dernière maladie, la laissait
à la femme du pharmacien ou à ses enfants, il est
indubitable que cette libéralité pourrait être annulée par les tribunaux, comme ayant été faite à une
personne « interposée » (voir Cass., 17 janvier 1876 ;
Dalloz, 76. 1. 181).

*
* *

Autre hypothèse : une personne atteinte d'une
maladie grave, dont elle est sur le point de mourir,

institue le pharmacien qui lui a donné ses soins légataire universel ; mais elle se brouille avec lui quelques jours avant sa mort ; ou bien elle doute de son savoir, et elle fait appeler un médecin, laissant ainsi le pharmacien de côté. Cette dernière circonstance n'empêchera pas que sa disposition testamentaire sera nulle, car on peut supposer que le pharmacien, profitant de l'état morbide du testateur, aura influencé sa volonté, et que ce testateur, en raison de la rapidité de sa mort, a été dans l'impossibilité de revenir sur sa libéralité.

*
* *

Autre exemple : un malade, soigné par un médecin, se lasse des visites de ce médecin ; par caprice ou par suite d'une circonstance quelconque, il délaisse les soins de ce médecin et a recours au pharmacien qui, jusqu'à présent, lui fournissait ses médicaments ; le pharmacien lui donne ses soins et le malade meurt ; il se trouve que, dès avant l'époque où le malade était soigné par lui, ce malade l'a institué légataire universel. — Malgré cette circonstance, si la disposition testamentaire a eu lieu au cours de la dernière maladie, le pharmacien pourra être dépouillé de la libéralité faite en sa faveur.

*
* *

Il est bien évident, toutefois, qu'il ne faut pas exagérer les prohibitions de la loi, et, par exemple, reporter trop loin le début de la dernière maladie. — Il faut faire remonter le commencement de cette maladie mortelle, comme le propose DUBRAC (*loc. cit.*), « au moment où tous les efforts de la science deviennent manifestement inutiles pour sauver le malade ». Et, suivant l'interprétation de la jurisprudence de la Cour de Paris, il ne suffirait pas d'un vice d'organisation, d'une affection du sang, d'un mal intérieur qui laisse le malade livré à ses occupations, à son travail, à ses plaisirs mêmes pour marquer le point de départ de la dernière maladie. Il ne faudrait donc pas dire que la dernière maladie a commencé au moment où les médecins ont constaté l'existence d'un mal réputé incurable, et qui peut, néanmoins, avoir laissé le malade dans un état d'esprit parfaitement indépendant.

Exceptions au principe d'après lequel le pharmacien qui a soigné une personne pendant sa dernière maladie ne peut profiter des libéralités faites pendant cette maladie.

La loi (article 909 du Code civil) porte ceci : « Sont exceptées : 1° les dispositions rémunératrices faites à titre particulier, eu égard aux facultés du disposant et aux services rendus ; 2° les dispositions universelles, dans le cas de parenté jusqu'au quatrième degré inclusivement, pourvu toutefois que le décédé n'ait pas d'héritiers en ligne directe : à moins que celui au profit de qui la disposition a été faite ne soit lui-même du nombre de ces héritiers. »

Expliquons rapidement ces textes de loi : Tout d'abord, les pharmaciens peuvent recevoir de leur malade, même pendant la dernière maladie de celui-ci, si les apparentes libéralités du malade sont, en réalité, des dispositions **rémunératoires**.

Que veut dire la loi en parlant de dispositions rémunératoires? Rémunérer, dans le langage courant, veut dire récompenser. La pensée de la loi est donc que le malade peut faire une donation ou un testament en faveur du pharmacien qui l'a soigné, si ce qu'il donne ou lègue n'est que la **représentation des soins** qu'il a reçus de lui, ou si la somme ou l'objet donné est la **récompense d'attentions**, de **services rendus**, de **soins moraux**, pour ainsi dire.

Il en résulte que si la chose donnée est trop considérable, les tribunaux peuvent **la réduire** dans de justes proportions, en tenant compte du chiffre de fortune du défunt (V. Dalloz, Répert. *Dispos. entre vifs*, n° 373).

Ajoutons immédiatement que la loi ne tolère ces

libéralités que si elles ont lieu **à titre particulier**, c'est-à-dire lorsque le malade ne laisse pas au pharmacien la totalité de ses biens ou même une quote-part de sa fortune. Ainsi le pharmacien ne pourrait être institué par le malade légataire de sa fortune entière ou de la moitié, du tiers, du quart de cette fortune (sans autre détermination). Il faut, pour que la disposition soit valable, que le malade donne : *soit une somme fixe, soit un objet, une maison, une pièce de terre, des tableaux, ou toute autre chose déterminée ;* parce que, alors, il semble bien qu'il ait su ce qu'il faisait, et que, estimant que les services rendus valaient telle ou telle rémunération, il a agi en connaissance de cause. — Lorsqu'il donne, au contraire, la moitié de sa fortune (par exemple), on peut supposer qu'il ne sait pas au juste à combien s'élève cette fortune, et la libéralité devient illégale, car on peut accuser le pharmacien d'avoir abusé de l'autorité qu'il avait acquise sur le malade pour le faire tester en sa faveur.

Tout ce qui précède s'applique à la donation ou au testament faits pendant sa dernière maladie, par le malade, au profit d'un pharmacien qui l'a soigné et qui n'est pas son parent à un degré rapproché. Car (et c'est là l'objet du second paragraphe de l'article précité du Code civil) le malade, sans même qu'il agisse par reconnaissance ou pour rémunération de services rendus, peut donner, non seulement un objet ou une somme d'argent, mais toute sa fortune ou une quote-part de cette fortune :

1° Au pharmacien qui serait son fils, son petit-fils, ou son arrière-petit-fils (la loi dit : « **héritiers en ligne directe** »).

2°Au pharmacien qui serait le **parent du malade jusqu'au quatrième degré**, à condition toutefois que ce malade n'ait pas d'héritiers en ligne directe (fils, petit-fils, etc.); autrement dit, le malade, dans le cas qui nous occupe, peut exceptionnellement laisser toute sa fortune au pharmacien qui serait son frère, son oncle, son neveu ou son cousin germain, pourvu qu'il n'ait point de fils ou de petit-fils.

Une question intéressante, à ce propos, s'élève en ce qui concerne la femme qui, pendant sa dernière maladie, aurait **épousé in extremis** le pharmacien qui lui donnait ses soins. Pour rare qu'elle puisse être, l'hypothèse s'est déjà présentée, pour les médecins surtout. Dans ce cas, les tribunaux admettent généralement que le mariage efface les prohibitions de la loi, et que la femme (si elle n'a pas d'héritiers à réserve) peut donner tout ce qu'elle possède à son mari ; mais les héritiers naturels de la femme pourront critiquer le testament, et même le faire annuler, s'ils prouvent que le mari a usé de l'influence qu'il avait sur elle, non comme mari, mais comme médecin, pour lui faire faire ce testament en sa faveur.

*
* *

Résumons, en quelques mots, tout ce que nous venons de dire sur les dispositions à titre gratuit, faites par les malades au profit des pharmaciens qui les ont soignés pendant la maladie dont ils sont morts :

Règle : la donation et le testament faits par le malade sont radicalement nuls, si le pharmacien a soigné d'une façon continue ce malade pendant sa dernière maladie.

Première exception. — Ils sont valables, si le pharmacien est fils, petit-fils ou arrière-petit-fils du malade ou si le malade n'ayant ni fils, ni petits-fils, ni arrière-petit-fils, le pharmacien est son frère, son oncle, son neveu, son cousin germain ou son mari.

Deuxième exception. — Ils sont encore valables, mais seulement s'ils ne comportent qu'une somme d'argent fixe ou des objets déterminés, lorsqu'ils sont faits pour acquitter un devoir de reconnaissance ou pour rémunérer des services rendus par le pharmacien (lorsque, d'ailleurs, la libéralité n'est pas hors de proportion avec ces services rendus).

EAUX MINÉRALES — SELS ET PASTILLES

EAUX MINÉRALES. — SELS ET PASTILLES

Avec les eaux minérales, nous arrivons à une exception très nette au principe formulé par la loi de l'an XI, à savoir que le pharmacien, seul, peut débiter des médicaments.

On peut prétendre sans doute que les eaux minérales ne sont pas des médicaments proprement dits; mais il serait plus difficile d'admettre que les sels qui en sont extraits et que les pastilles confectionnées avec ces sels ne soient point de véritables médicaments. (Voir arrêt C. Poitiers, 29 mai 1886; *Sirey*, 1887. 2. 16; et C. Orléans, 10 mai 1887; *Sirey*, 1888. 2. 36. Voir cependant C. Paris, 25 mai 1886, arrêt cassé, mais sur un autre point que celui qui nous occupe, le 11 février 1887 : motifs reproduits dans la *Gazette des tribunaux* du 4 juillet 1898.)

Nous diviserons nos explications en trois parties :

I. Eaux minérales naturelles.

II. Eaux minérales artificielles.

III. Produits des eaux minérales naturelles.

I. — *Eaux minérales naturelles.*

La législation, au point de vue des pharmaciens, peut se résumer ainsi :

1° **Tout pharmacien peut vendre des eaux minérales naturelles**, à la seule condition qu'elles aient été approuvées par le gouvernement ;

2° **Toute personne autre** qu'un pharmacien **peut être autorisée** à exploiter et vendre ces eaux.

Une simple autorisation de l'autorité peut donc, en cette matière, donner au premier venu les droits mêmes que le pharmacien tient de la loi pour tous autres médicaments : cela résulte d'antiques règlements, antérieurs à la loi de l'an XI, et que celle-ci n'a point modifiés.

L'arrêt du Conseil du 5 mai 1784 porte en effet : « Aucun apothicaire, aucun commerçant, aucune maison religieuse, aucun particulier, *à moins qu'il ne soit muni d'une permission* accordée sur des motifs bien spécifiés, ne pourront, en aucun temps, faire venir des eaux minérales pour en faire le commerce... » ; et l'article 8 de l'arrêté du Directoire du 29 floréal an VII dit : « Les débits et distributions d'eau hors de la source n'auront lieu que dans les bureaux de distribution *qui seront établis sous l'approbation du ministre de l'intérieur...* »

Et enfin l'ordonnance du 18 juin 1823, qui n'a point force de loi, mais qui puise sa force exécutoire dans la législation antérieure (1), est ainsi conçue (article premier) : « Toute entreprise ayant pour effet de livrer ou administrer au public des eaux minérales naturelles ou artificielles devra être soumise à une autorisation préalable et à l'inspection des hommes de l'art, ainsi qu'il sera réglé ci-après. Sont seuls exceptés de ces conditions les débits des dites eaux qui ont lieu dans les pharmacies ».

Cette dernière disposition ne permettrait pas au pharmacien d'exploiter sans autorisation une source, et de vendre les eaux qui en proviennent : c'est ce qui résulte de deux arrêts de la Cour de cassation (7 février 1862 : *P.* 1863, 382 ; et 30 juin 1876 : *P.* 1877. 71).

Le premier de ces arrêts concernait un pharmacien qui s'était arrogé le droit de vendre ces eaux non autorisées en dehors de son officine — ce qui est en contradiction directe avec l'ordonnance de 1823 susvisée. — Le second arrêt s'appliquait au même pharmacien qui, n'ayant pu vendre hors de sa pharmacie, avait fait apporter les eaux dont il

---

(1) La Cour de cassation a décidé qu'elle rentrait dans la catégorie des règlements administratifs, dont l'infraction était punie par l'article 471, n° 15 du Code pénal (Cass., 22 juillet 1875 : *Dalloz*, 1876. 1. 190).

s'agit dans son officine pour les y débiter ; la question de l'autorisation s'élevait donc nettement, et la Cour de cassation statua ainsi : « Attendu que le paragraphe 2 de l'article premier de l'ordonnance précitée du 18 juin 1823 a eu seulement pour objet de dispenser les pharmaciens de la nécessité d'obtenir, pour la vente des eaux minérales naturelles antérieurement approuvées, la permission expresse et spéciale qui était exigée par l'article 20 de l'arrêt du Conseil de 1781, pour que le commerce de l'eau minérale ainsi spécifié fût possible ; mais que cette défense laisse subsister la règle générale et absolue, en vertu de laquelle aucune eau minérale naturelle ne peut être vendue, si elle n'a été approuvée par le gouvernement. »

*
* *

Les principes précédents peuvent se condenser en quelques mots :

D'une part, les pharmaciens, pour vendre des eaux minérales naturelles, n'ont à se préoccuper que d'une circonstance : ces eaux sont-elles reconnues par le gouvernement ?

D'autre part, le non-pharmacien peut vendre les eaux minérales naturelles à cette double condition : qu'elles soient reconnues par le gouvernement, et qu'il soit lui-même autorisé par le ministre de l'intérieur.

II. — *Eaux minérales artificielles.*

Nos explications, sur ce point, seront plus brèves encore qu'en ce qui concerne les eaux minérales naturelles :

1º **Tout pharmacien a le droit de fabriquer** librement des eaux minérales artificielles et de les vendre.

2º **Toute personne munie de l'autorisation** du ministre de l'intérieur **peut, au même titre que les pharmaciens, fabriquer et vendre** de ces eaux.

Il suffit, pour établir notre première articulation, de rappeler les termes de l'article 13 de l'ordonnance de 1823 : « Tous individus fabriquant des eaux minérales artificielles ne pourront obtenir ou conserver l'autorisation exigée par l'article 1er qu'à la condition... de justifier des connaissances nécessaires pour de telles entreprises, ou de présenter pour garant un pharmacien légalement reçu. » Il est bien évident que si un pharmacien peut être garant d'une tierce personne et lui valoir ainsi l'autorisation qui, sans son assistance, ne lui serait pas octroyée, il n'est pas nécessaire qu'il soit muni lui-même d'une autorisation spéciale pour fabriquer les eaux minérales artificielles : son diplôme lui en tient lieu (1).

Sur le second terme de notre démonstration nous ne pouvons que nous en référer à ce qui a été dit plus haut pour les eaux minérales naturelles.

III. — *Produits des eaux minérales. Sels et pastilles.*

Sur ce point, la législation est muette; la jurisprudence elle-même n'était pas fixée, et, notamment, le tribunal de la Seine et la Cour d'appel de Paris avaient rendu des décisions contradictoires. Il appartenait à la Cour de cassation de trancher la difficulté; elle l'a fait par un arrêt très important, du 3 mars 1898, dont la doctrine a été déjà et sera vraisemblablement encore discutée, et dont l'analyse tient en ces quelques lignes :

Les sels et pastilles de Vichy, et d'une façon générale, les sels extraits des eaux minérales et les pastilles ayant ces sels pour base, doivent être considérés comme soumis non point à la législation de la pharmacie, mais bien à celle des eaux minérales, que la loi du 21 germinal an XI n'a point abrogée;

____

(1) Voir, sur ce point, Weil : *De l'exercice illégal de la médecine et de la pharmacie*, nᵒ 178, et les opinions citées.

la préparation et le débit de ces produits, loin d'être compris dans le domaine réservé aux pharmaciens, appartiennent donc aux personnes et sociétés munies d'une autorisation à l'effet d'exploiter les eaux minérales.

Cette jurisprudence peut avoir des résultats pratiques qui se trouvent en contradiction formelle avec les prescriptions de la loi de l'an XI. En effet, la vente des poisons qui pourraient être tirés d'une eau minérale (l'eau de la Bourboule, par exemple) rentre désormais dans le libre commerce des personnes autorisées à exploiter les eaux minérales approuvées par le gouvernement, et, par conséquent, une simple autorisation du ministre de l'intérieur pourra faire échec au principe général de la loi de l'an XI, qui veut que nul autre que les pharmaciens ne puisse délivrer des médicaments pour l'usage de la médecine.

Bien mieux, les personnes autorisées à fabriquer des eaux minérales artificielles pourront se procurer les produits, même toxiques, nécessaires à la fabrication de ces eaux et les débiter, sous forme de préparations les plus variées, sur l'ordonnance des médecins; cette hypothèse n'a rien d'invraisemblable; nous la trouvons, très nettement prévue, dans l'ordonnance du 18 juin 1823 (article 14), aux termes de laquelle tous individus fabriquant des eaux minérales « ne pourront s'écarter, dans leur préparation, des formules approuvées par notre ministre, secrétaire d'État de l'intérieur ». « Ils auront néanmoins (continue l'ordonnance), pour des cas particuliers, la faculté d'exécuter des formules magistrales sur la prescription écrite et signée d'un docteur en médecine ou en chirurgie. »

Cette disposition de l'ordonnance de 1823, à laquelle, pour notre part, nous contestons toute force légale, puisque, simple *ordonnance*, elle est en opposition formelle avec une *loi* (celle de l'an XI), cette disposition, disons-nous, doit pourtant être considérée comme étant une sorte de déduction normale de la jurisprudence, que nous avons reproduite, sur les produits des eaux minérales naturelles.

Donc, faisant abstraction de notre interprétation personnelle de la loi, nous résumerons d'un mot ce qui a trait aux sels, pastilles, et autres produits des eaux minérales :

1º **Les personnes autorisées** à exploiter les eaux minérales naturelles, reconnues par le gouvernement, sont, en l'état actuel de la jurisprudence, **aussi aptes que les pharmaciens eux-mêmes à fabriquer et vendre les produits de ces eaux**.

2º Par extension normale de cette jurisprudence, les produits qui servent à la préparation des eaux minérales artificielles, autorisées par le gouvernement, peuvent être combinés par ces mêmes personnes suivant les prescriptions que le médecin formule, d'après les besoins particuliers du malade.

*
* *

Il n'est pas sans intérêt, pour être documenté sur la question que nous avons agitée en dernier lieu, de lire le rapport de M. le conseiller ACCARIAS devant la Cour de cassation (*Revue critique* du 15 avril 1898), et de rapporter le texte même de l'arrêt qui en a été la conséquence (3 mars 1898 précité) ; on se rendra facilement compte que, en le dégageant des parties parasitaires, cet arrêt, en somme, procède plutôt par affirmation que par une interprétation d'un texte de loi (qui n'existe pas en réalité).

Voici cet arrêt :

« Sur le moyen pris de la violation des artictes 25 et 33 de la loi du 21 germinal an XI, ainsi que de l'article 6 de la déclaration de 1777, en ce que l'arrêt attaqué a reconnu au profit d'un autre qu'un pharmacien le droit de vendre un médicament ;

« Attendu que la dame Filleul, caissière de la Compagnie fermière de l'Établissement thermal de Vichy, le sieur Chevalier, employé de ladite Compagnie, et le sieur Féré, qui en est directeur, ont été poursuivis à la requête du sieur Lavergne, pharmacien, pour avoir, sans être munis d'un diplôme de pharmacien, mis en vente et débité des sels et pastilles de Vichy; que, condamnés par le tribunal correctionnel de la Seine, ils ont été renvoyés de la poursuite par l'arrêt attaqué;

« Attendu que, dans l'ancien droit, la police de la pharmacie et celle des eaux minérales étaient régies par deux législations distinctes et entièrement indépendantes l'une de l'autre, celle de la pharmacie se résumant dans la déclaration du 25 avril 1777, et celle des eaux minérales, dans l'arrêt du Conseil du 5 mai 1781 ; que cette déclaration et cet arrêt sont restés en vigueur, dans le droit nouveau, ainsi que cela résulte de la loi des 14-17 avril 1791 et de l'article 484 du Code pénal ; que la loi du 21 germinal an XI, en réglant, dans son titre IV, la police de la pharmacie, a maintenu les droits antérieurement attribués aux pharmaciens, mais n'y a rien ajouté ; que, dès lors, la question soulevée par le pourvoi ne consiste pas à rechercher si les sels extraits des eaux minérales et les pastilles ayant ces sels pour base constituent, ou non, des médicaments, mais si ces produits, quel que soit leur caractère, ne doivent pas être considérés comme soumis à la législation des eaux minérales, plutôt qu'à celle de la pharmacie;

« Attendu que cette question est implicitement résolue par l'article 20 de l'arrêt du 5 mai 1781, ainsi conçu : « Aucun apothicaire, aucune maison

« ou communauté religieuse, aucun particulier, à
« moins qu'il ne soit muni d'une permission accor-
« dée sur des motifs bien spécifiés, ne pourront, en
« aucun temps, faire venir des eaux minérales pour
« en faire le commerce, etc... » ;

« Attendu que cette disposition implique que, si
les procédés d'extraction et de fabrication des sels et
pastilles susmentionnés avaient été connus en 1781,
la préparation et le débit de ces produits, loin d'être
compris dans le domaine réservé aux pharmaciens,
auraient appartenu exclusivement aux personnes
et sociétés munies d'une autorisation à l'effet d'exploiter des eaux minérales (1) ;

« Attendu que cette interprétation de l'arrêt de
1781 se justifie aisément si l'on considère, d'une
part, que les règlements sur la police de la
pharmacie n'ont été faits que dans l'intérêt de
la santé publique, et, d'autre part, que les
garanties exigées des pharmaciens sont remplacées,
en ce qui concerne l'exploitation des eaux miné-

---

(1) C'est ce paragraphe, surtout, qui nous paraît critiqua-
ble. Non seulement l'arrêt raisonne ici par simple divination,
sans aucun argument juridique, mais il paraît oublier que
les sels et pastilles peuvent offrir, dans certains cas, un tout
autre danger, pour la santé publique, que les eaux mêmes,
et que, là où ces eaux peuvent, sans difficulté, être débitées
par un non-pharmacien, il y aurait au contraire imprudence
à confier à un autre qu'à un diplômé la préparation et le
débit de *tous les produits* qu'on peut en tirer.

rales, non seulement par la nécessité d'une autorisation préalable, mais aussi et bien plus encore par la surveillance incessante et minutieuse qu'avait organisée l'arrêt de 1781, et qui a été maintenue avec de légères modifications par l'arrêté directorial du 29 floréal an VII, par l'ordonnance royale du 18 juin 1823 et par le titre I du décret du 13 février 1860 ;

« Attendu, au surplus, que la susdite interprétation, qui a toujours été admise dans la pratique, se trouve confirmée, d'une manière générale, par la loi des patentes des 15-22 juillet 1880, tableau C, 3e partie, et, d'une manière spéciale, quant à l'Établissement thermal de Vichy, par le décret du 27 décembre 1861, qui a autorisé la société anonyme fermière de cet établissement, et par la loi des 7-24 mai 1864, qui en a prorogé la durée pour dix-huit ans ;

« Et attendu que de tout ce qui précède il ressort qu'à bon droit la Cour de Paris a refusé de considérer les défendeurs comme ayant, par la mise en vente et le débit des sels et pastilles de Vichy, contrevenu aux lois sur la police de la pharmacie;

« Rejette... »

CONTRIBUTIONS INDIRECTES

OCTROIS

CONTRIBUTIONS INDIRECTES ET OCTROIS

Les pharmaciens, d'une part, l'administration des contributions indirectes et l'octroi, de l'autre, ont des relations forcées.

Nous n'avons pas, ici, à exposer notre système fiscal. Nous ne voulons que, par quelques exemples et par quelques indications sommaires, donner les principes en la matière : il sera facile d'en dégager les conséquences.

Les préparations pharmaceutiques à base de vin ou d'alcool, quand elles sont exclusivement médicamenteuses, ne sont pas assujetties aux prescriptions des articles 1 et 6 de la loi du 23 avril 1816 : elles peuvent être déplacées et transportées sans titre de mouvement et sans paiement des droits établis sur les vins et les alcools. C'est ce qui a été jugé notamment à l'égard du *vin et de l'élixir Bravais* par le tribunal de Marseille (6 novembre 1896), jugement confirmé par la Cour d'Aix (11 novembre 1897), ce dernier arrêt devenu définitif par suite du désistement de la régie, du pourvoi qu'elle avait formé (arrêt de la Cour de cassation du 13 janvier 1898).

Ainsi jugé pour la *teinture de kola* (Cassation, 8 février 1895; *Gazette des tribunaux* du 13 février), pour l'*alcool camphré* (Angers, 2 mars 1893) et, successivement, pour une foule de substances, telles que le *vin de Bugeaud*, l'*élixir du Dr Paul Gage*, le *vin ferrugineux* et le *vin au lacto-phosphate de chaux Dusart*, le *coaltar saponiné Le Bœuf*, le *vin de coca*, de *kola*, de *gentiane*, de *colombo*, le *quina-quassia Rabot*, l'*extrait de malt Déjardin* (1).

En ce qui concerne le *vin de quinquina*, la jurisprudence a varié. C'est ainsi que la Cour de Paris a décidé, le 22 mai 1896 (*Gazette des tribunaux* du 31 mai) que le quinquina au vin de malaga, aux doses du Codex, était soumis aux droits de régie et d'octroi ; tandis que des décisions plus nombreuses, et un arrêt même de la Cour de Paris, du 2 décembre 1897, confirmant un jugement du tribunal de la Seine (et devenu définitif lui-même par suite de l'arrêt de la Cour de cassation, du 27 janvier 1898, intervenant après désistement du pourvoi de la régie) applique au vin de quinquina

______

(1) Voir, à ce sujet, le *Répertoire de pharmacie* de CHIN 1894, p. 82 ; 1895, p. 421 ; 1897, p. 131.

le principe général de l'affranchissement de tous droits de régie et d'octroi des produits exclusivement médicamenteux Il fait, d'ailleurs, une distinction entre les différentes préparations au quinquina : si elles sont aux doses du Codex, elles constituent un produit spécial pharmaceutique ; si elles sont à des doses inférieures à celles du Codex, vendues à titre de boissons stimulantes et non curatives, soit par des cafetiers, soit même par des pharmaciens, comme apéritifs ou produits hygiéniques, elles sont soumises aux droits (*Gazette des tribunaux* du 10 avril 1898). Le jugement de première instance approuvé, dans l'espèce, par la Cour d'appel, résumait cette distinction d'une façon ingénieuse, en disant que, dans le premier cas, il s'agit de « vin de quinquina », tandis que, dans le second, il ne peut s'agir que de vin « au quinquina », simple apéritif, simple stimulant, mais non point médicament.

*
* *

N'abandonnons pas ce sujet des contributions indirectes, sans signaler que la loi du 2 août 1872 oblige toute personne possédant un alambic à en faire la déclaration à l'administration des contributions indirectes ; si cette dernière ferme les yeux très souvent, elle ne manque pas, lorsqu'elle soupçonne un pharmacien d'une fraude fiscale, de réclamer aux tribunaux l'application de la loi de 1872 pour non-déclaration de l'alambic (V. notamment jugement du tribunal de la Seine du 25 novembre 1882, confirmé par arrêt de la Cour de Paris du 26 février 1883).

*
* *

D'autre part, un décret du 19 juillet 1895 exige, outre les nombreuses obligations que nous avons énumérées au chapitre des substances vénéneuses, une déclaration à l'administration des contributions indirectes pour tous ceux qui font le commerce du phosphore. Les pharmaciens en détiennent le plus souvent une si infime quantité qu'il serait peut-être abusif de les obliger à se conformer à ce décret (V. *Répertoire de pharmacie* CRINON, 1895, p. 415).

*
* *

Nous venons de voir que les règles en matière de contributions indirectes s'appliquaient en même temps en matière d'octroi. Voici quelques décisions spéciales à cette dernière matière :

D'un arrêt de la Cour de Paris du 11 février 1897 et d'un arrêt de la Cour de cassation du 22 juillet suivant, qui le confirme partiellement, il résulte que peuvent être introduites sans déclaration :

1° Les substances non indiquées aux tarifs d'octroi par une désignation générique ou spéciale, et notamment l'*apiol*, le *baume de gurgum*, et l'*huile empyreumatique*, qui, après expertise, ont été déclarées comme ne constituant pas des essences et des résines au sens du tarif d'octroi de Paris ; ajoutons que, quand bien même un tarif d'octroi, dans une autre ville que Paris, aurait indiqué ces matières, elles n'en seraient pas moins exemptes si, après expertise, elles étaient déclarées produits essentiellement médicamenteux ;

2° Les substances qui ont le caractère exclusif de remèdes, et qui, bien que préparées avec des produits tarifés (comme l'axonge, la cire blanche, la résine, etc.), offrent une combinaison ayant une individualité propre, et sont devenues impropres à tout usage alimentaire ou industriel, par exemple : la *pommade épispastique*, l'*emplâtre de poix de Bourgogne*, le *cérat*.

La Cour de cassation (chambre des requêtes) a, le 7 juillet 1897, décidé également que si les huiles animales destinées à être consommées dans Paris sont frappées d'un droit d'entrée et d'octroi, les préparations pharmaceutiques qui constituent un produit spécial, ayant sa nature propre, et qui ne peuvent servir que comme médicaments, ne sont assujetties à aucun droit, alors même qu'une huile animale entrerait dans leur composition. Dès lors, fait remarquer la Cour, si les juges du fait constatent qu'une préparation pharmaceutique, comme l'*Émulsion Scott*, est un produit *sui generis*, dans lequel l'huile de foie de morue est combinée avec diverses autres substances chimiques, et que, du mélange de ces différentes matières résulte une dénaturation et une transformation de l'huile de foie de morue en un produit qui n'offre plus les caractères de l'huile, ce produit échappe aux droits d'octroi.

Par contre, l'arrêt de la Cour de Paris précité (11 février 1897) a déclaré que la *pâte de térében-thine*, n'étant qu'un mélange de deux matières imposables (l'essence de térébenthine et la colophane), ne peut être considérée comme un produit exclusivement médicamenteux, et exempt des droits.

De même la *teinture d'écorces d'oranges amères* (Paris, 14 mars 1890), parce que ce produit [peut servir aussi bien de remède que de matière première pour la fabrication d'autres boissons alcooliques ou de liqueurs.

Ajoutons qu'aucune loi n'interdit de frapper de droits d'octroi les eaux minérales, même médicinales (V. Cass., requêtes, 19 décembre 1894, *Dalloz*, 1895, 1.262, et tribunal du Havre, 4 janvier 1894, dont le texte est rapporté par Crinon, *Rép. de pharmacie*, 1894, p. 519).

EXPERTISES

EXPERTISES

Des pharmaciens-chimistes peuvent être nommés experts dans des cas multiples et fort différents, soit qu'il s'agisse de matière criminelle, soit qu'il s'agisse de matières civile ou administrative.

MATIÈRE CRIMINELLE

En matière criminelle, les experts peuvent être requis ou commis : c'est-à-dire qu'ils peuvent être mis en demeure d'assister l'officier de police judiciaire (par exemple quand il y a flagrant délit ou nécessité absolue de procéder à des constatations scientifiques pour découvrir un crime), ou qu'ils peuvent être accrédités près les tribunaux et désignés pour les examens chimiques que ces tribunaux croient devoir ordonner.

Dans le premier cas, ils sont **requis** par les commissaires de police, les maires et adjoints au maire,

les procureurs de la République et leurs substituts,
les juges de paix, les officiers de gendarmerie et les
juges d'instruction. (Tous ces fonctionnaires sont
classés par l'article 9 du Code d'instruction criminelle sous le terme générique d'officiers de police
judiciaire.)

Dans ce cas, *leur ministère est forcé*, en ce sens
que, tout au moins pour le cas de flagrant délit, la
jurisprudence leur applique l'article 475, n° 12, du
Code pénal (6 à 10 francs d'amende) s'ils refusent
de déférer à la réquisition, — et en cela la jurisprudence est forcément plus douce que la loi qui
édicte à l'égard des médecins une amende de 25 à
100 francs, quand ils refusent de déférer aux réqui-
sitions de la justice (loi de 1892, art. 23).

Dans le second cas, les experts sont **commis** par
la Cour d'assises, la Cour d'appel (chambre des
appels correctionnels ou chambre des mises en
accusation), le tribunal correctionnel, et quelquefois, mais plus rarement, le tribunal de simple
police. Dans ce cas, *leur ministère est volontaire*,
et ce n'est un secret pour personne que le titre
d'expert près les tribunaux est l'objet de convoitises
acharnées, malgré le peu d'avantages pécuniaires
qu'on en retire souvent.

Nous n'avons pas besoin d'insister sur la gravité
du rôle qui incombe à l'expert. Dans les affaires
d'empoisonnement, où tout pharmacien-chimiste

peut être appelé à se prononcer, l'expertise déterminera souvent, à elle seule, la culpabilité de l'accusé; elle dictera presque son verdict au jury, et
déterminera la peine à prononcer, dans la conscience des magistrats. Si l'analyse chimique laisse
un doute dans l'esprit du chimiste, il aura la lourde
responsabilité de conclure néanmoins, mais avec
une réserve qui ne devra ni exonérer l'accusé de
toute suspicion, ni surtout l'exposer à un châtiment
immérité.

Malheureusement, les experts ne savent pas assez
parfois combien leur tâche est délicate, quel dévoue-
ment il faut déployer pour la remplir, et quelle
scrupuleuse attention doit présider, d'abord à l'*examen scientifique*, ensuite à la *rédaction du rapport*.
Ce rapport doit être *clair*, *précis*, et contenir, si
c'est utile, *la traduction en langue vulgaire des
expressions scientifiques employées* qui peuvent
être obscures pour les magistrats. Ce rapport doit
soigneusement mentionner, au début, *quelle est
l'autorité judiciaire qui a donné mandat à l'expert*
de procéder à l'expertise; il doit indiquer *les termes
de la réquisition* pour bien préciser la nature de la
mission que l'expert a reçue ; puis *le quantième, le
jour et l'heure de l'expertise*, en ayant bien soin
de mettre *les dates exactes*; enfin et surtout l'expert
doit indiquer *les procédés qu'il a employés, les
découvertes dont il est sûr,* **celles dont il doute**

mais qui ne lui paraissent pas devoir être écartées, et *une conclusion nette*, aussi précise que possible, sur chacun des points dont on lui a confié l'examen (1).

Il suffit de citer l'une des affaires de revision dont la Cour de cassation a été saisie, il y a quelques années, pour démontrer à quelles conséquences funestes peuvent amener des expertises légèrement faites (aff. de revision de la veuve Druaux, accusée d'avoir empoisonné son mari, et jugée à nouveau et acquittée après l'annulation prononcée par la Cour de cassation le 26 juin 1896).

Il est bien certain qu'à côté de la conscience, l'expert doit avoir la science, indispensable pour l'analyse chimique dont il est chargé. Aussi, une circulaire du garde des sceaux, ministre de la justice, circulaire déjà ancienne (6 février 1867) recommandait-elle aux procureurs généraux ce qui suit :

« Les expertises exerçant toujours une grande influence sur la solution que les tribunaux donnent aux questions qui leur sont soumises, il est important de ne les confier qu'à des hommes capables et expérimentés; car, si on a recours à des experts peu instruits, on s'expose à des erreurs, à des méprises trop souvent irréparables, puisqu'on peut se trouver dans l'impossibilité de refaire ce qui a été

(1) Voir dans cette collection: *Précis de Toxicologie*, par FONZE-DIACON, Lyon, Storck, 1903.

mal fait dans le principe ; et quand bien même
l'erreur est réparable, on a encore le grave inconvénient d'augmenter, dans de notables proportions,
les frais de justice. Je ne saurais donc trop insister
pour qu'on apporte le plus grand soin dans le choix
des experts. »

La même circulaire s'explique sur un point intéressant :

« En demandant le remboursement de fournitures
dont l'utilité et la réalité sont très contestables, certains experts cherchent à élever le chiffre de leurs
honoraires, et quelque évidente que soit l'exagération des notes qu'ils présentent, beaucoup de magistrats ont le tort de les admettre, sans jamais les
discuter ni les examiner. Je citerai, à ce sujet, les
dispositions de l'instruction générale du 30 septembre 1826 qui porte, article 19 : « Que le prix des
« fournitures ne sera remboursé qu'autant que les
« experts auront joint à leurs mémoires des états dé-
« taillés des fournitures qu'ils auront faites, afin que
« la quotité et le prix puissent en être débattus et
« que la dépense en soit réduite, s'il y a lieu. » Il est
de principe que les experts doivent supporter, sans
recours, la perte des instruments qu'ils brisent dans
le cours de leurs opérations, quand cet accident doit
être attribué à la mauvaise qualité des objets cassés
ou à la maladresse de l'opérateur. Cependant,
lorsque les instruments, comme dans les analyses

chimiques, doivent être brisés ou rendus impropres au service par suite de l'opération elle-même, il y a lieu exceptionnellement de tenir compte à l'expert de la perte qu'il a éprouvée, après avoir constaté la sincérité de la réclamation, tant sous le rapport de l'existence du fait que sous celui du dédommagement. »

***

Il y a une formalité qui doit précéder l'expertise, et qu'il est bon de signaler, car elle est substantielle : son absence, son oubli, entraînent la nullité radicale de l'expertise, c'est le **serment**.

Les pharmaciens-chimistes qui sont requis ou commis pour faire une expertise doivent, avant de commencer leur examen, prêter le serment de *« faire leur rapport et de donner leur avis en leur honneur et conscience »* (ce sont les termes mêmes de l'article 44 du Code d'instruction criminelle). Ce serment est prêté devant le magistrat, soit dans son cabinet, soit en présence du corps du délit et au moment où va commencer l'opération. *Un procès-verbal est dressé* du serment prêté.

Nous insistons sur la nécessité de ce serment, car la Cour de cassation est extrêmement sévère sur ce point : par une jurisprudence constante, elle annule impitoyablement toutes les expertises non précédées de prestation de serment, dans les affaires qui lui sont déférées. Donc, si le magistrat omet de faire prêter le serment, il est de l'intérêt, sinon du devoir, de l'expert, de rappeler les termes de la loi, pour éviter des retards et des dérangements inutiles, et même l'éventualité d'une annulation des opérations faites.

Il est bon de noter, pour éviter une confusion possible dans les esprits, que ce serment imposé aux experts de « faire leur rapport et de donner leur avis en leur honneur et conscience » (art. 44 C. instr. crim.) est un serment spécial *qui ne les dispense pas d'une autre prestation de serment,* s'ils sont appelés plus tard en justice pour fournir des explications et soutenir les conclusions de leur rapport : dans ce dernier cas, en effet, ils doivent, aux termes de l'article 317 du Code d'instruction criminelle, prêter le serment ordinaire des témoins. c'est-à-dire *jurer de parler sans haine et sans crainte, de dire toute la vérité et rien que la vérité.* Là encore, le formalisme de la loi est absolu ; l'expert, devenu témoin, doit prêter le serment dans les termes mêmes que nous venons d'indiquer. Il faut donc qu'il jure de dire, notamment, « toute la vérité, rien que la vérité » ; il ne suffirait pas qu'il prêtât le serment de dire « la vérité » seulement, ou « rien que la vérité », en omettant le mot tout, ou en négligeant l'une des parties de la formule.

MATIÈRE CIVILE

Des experts peuvent être commis, **soit directement par les tribunaux, soit à la requête des particuliers**.

Ils peuvent être commis par les tribunaux civils: un chimiste, par exemple, peut être chargé par le juge d'analyser les marchandises qui font l'objet d'un procès. Autre hypothèse : un restaurateur a fait servir à ses clients des aliments corrompus ; il est reconnu qu'il ne l'a pas fait sciemment et que son imprudence ne justifierait pas suffisamment l'application de la loi pénale ; cependant, les clients ont été indisposés ; leur santé a été ébranlée ; ils n'ont pu se rendre à leur travail journalier ; ils ont, en un mot, subi un préjudice matériel : ils poursuivent le restaurateur aux fins de dommages-intérêts ; le tribunal nomme un expert pour examiner les aliments dont il peut rester trace. — Il serait facile de multiplier les exemples.

Les experts doivent toujours être désignés en **nombre impair,** pour éviter le partage des opinions : le principe est d'en nommer **trois** (article 303 du Code de procédure civile), mais il arrive souvent que les parties s'accordent pour n'en désigner **qu'un seul**.

Les parties qui sont en procès peuvent s'entendre sur le choix des experts; si elles ne peuvent s'entendre, le tribunal les nomme d'office.

Les experts sont responsables du préjudice que leurs erreurs grossières ont causé aux parties, et, dans ce cas, l'expertise peut être, en outre, recommencée à leurs frais.

Comme en matière criminelle, ils doivent prêter le **serment préalable;** mais ce serment, bien qu'indispensable, n'a pas besoin d'être prêté dans des termes sacramentels : on fait généralement jurer aux experts civils de *bien et fidèlement remplir la mission qui leur est confiée.* Un *procès-verbal* relate ce serment, avec l'indication du jour, du lieu et de l'heure que les experts ont fixés pour le commencement de leurs opérations : les parties intéressées peuvent, en principe, assister à l'expertise.

S'il y a plusieurs experts, ils doivent dresser *un seul rapport.* L'article 318 du Code de procédure civile ajoute qu'ils ne formuleront qu'*un seul avis*, à la pluralité des voix, et qu'ils indiqueront néanmoins, *en cas d'avis différents, les motifs des divers avis*, sans faire connaître quel a été l'avis personnel de chacun d'eux.

Le rapport, lorsque l'expert est unique, peut être oral, *fait à l'audience;* il est, au contraire, *toujours écrit* lorsqu'il y a plusieurs experts. Il doit être rédigé par l'un d'eux sur *papier timbré* (sous

peine d'amende) et *signé de tous les experts ;* puis
il est *déposé au greffe* du tribunal qui a ordonné
l'expertise.

*
* *

Les simples particuliers peuvent avoir recours à
des experts *en dehors même de l'hypothèse d'un
procès.* Par exemple, ils peuvent demander des
certificats à un médecin, à un chimiste. Nous pensons même, contrairement à ce que dit DUBRAC,
dans son *Traité de jurisprudence médicale et
pharmaceutique* (n° 229), que le pharmacien peut
être appelé à donner des certificats, *soit en qualité
de chimiste,* pour certifier un point spécial d'une
analyse faite, *soit même en sa qualité de pharmacien.* Voici un exemple : dans une des nombreuses
communes de France où il existe une officine de
pharmacien et où il n'y a pas de médecin (ce fait
peut notamment être constaté, l'hiver, dans certaines petites stations d'eaux, ou sur quelques points
du littoral fréquentés, l'été, par des baigneurs) un
citoyen qui doit, le lendemain, se rendre au chef-
lieu des assises comme juré, est victime d'un accident grave; il se fait une cruelle blessure qui est
pansée par le pharmacien, — ne pourra-t-il pas,
dans ce cas, demander au pharmacien un certificat,
et, en l'absence d'un certificat de médecin, celui du
pharmacien n'aura-t-il pas foi probante?

Nous pouvons prendre d'autres hypothèses :
supposer, par exemple, que le blessé est un militaire qui, le jour même, doit rejoindre son corps ;
assurément il pourra demander au maire de certifier qu'il se trouve dans l'impossibilité de se mettre
en route ; mais l'assertion du maire lui-même ne
pourrait-elle point s'étayer sur un certificat du
pharmacien qui a pansé la blessure ?

Mais, si le pharmacien est amené à délivrer de
pareils certificats, il doit être très prudent. Il doit
surtout éviter les certificats de complaisance ; car
bien qu'il ne soit point nommé dans l'article 460
du Code pénal, et bien qu'il soit de principe qu'on
ne doive jamais étendre l'application d'un texte
pénal à des cas non prévus par la loi, on ne pourrait affirmer qu'un tribunal ne lui appliquât point
la pénalité de cet article, qui est ainsi conçu :
« Tout médecin, chirurgien ou autre officier de
santé qui, pour favoriser quelqu'un, certifiera
faussement des maladies ou infirmités propres à
dispenser d'un service public, sera puni d'un emprisonnement d'une année au moins et de trois ans au
plus.

« S'il a été mû par dons ou promesses, la peine
de l'emprisonnement sera d'une année au moins et
de quatre ans au plus.

« Dans les deux cas, le coupable pourra, en outre,
être privé des droits mentionnés en l'article 42 du

présent Code (droits de vote, de port d'armes, etc.), pendant cinq ans au moins et dix ans au plus à compter du jour où il aura subi sa peine. Dans le deuxième cas, les corrupteurs seront punis des mêmes peines que le médecin, chirurgien ou officier de santé qui aura délivré le faux certificat. »

MATIÈRE ADMINISTRATIVE

Nous ne nous étendrons pas sur les expertises en matière administrative parce que, là, les rapports ne sont soumis à *aucune formalité*. Les experts ont une liberté beaucoup plus grande qu'en matière criminelle ou civile : *leur conscience doit être leur seule règle*.

L'administration peut recourir aux lumières des chimistes et leur demander de faire des expertises, soit en matière d'établissements insalubres, soit en matière de comestibles ou de boissons mis en vente (bonbons, liqueurs, sucreries coloriées, etc.), soit en toute matière où l'avis du chimiste lui serait utile.

SECRET PROFESSIONNEL

SECRET PROFESSIONNEL

L'antique formule, édictée pour les médecins, était très nette, très formelle : *Ægrorum arcana visa, audita, intellecta nemo eliminet.* Si on traduisait cette formule en l'appliquant aux pharmaciens, il faudrait dire qu'ils doivent garder le secret confié à l'oreille, surpris avec les yeux, et même deviné par l'intelligence, dans l'exercice de leur profession.

De nos jours, la question du secret professionnel des pharmaciens serait aussi simple, si l'on n'envisageait le devoir du secret que dans l'exercice normal de la profession et dans les actes normaux de la vie de ces pharmaciens.

En effet l'article 378 du Code pénal est très net :

« Les médecins, chirurgiens et autres officiers de santé, **ainsi que les pharmaciens**, les sages-femmes, et toutes personnes **dépositaires par état ou profession des secrets qu'on leur**

confie, qui (hors les cas où la loi les oblige à se porter dénonciateurs) **auront révélé ces secrets, seront punis d'un emprisonnement d'un mois à six mois, et d'une amende de 100 à 500 francs.** »

Cette disposition de la loi est très nette, parce qu'il ne faut pas tenir compte de l'espèce de restriction qu'elle contient. Elle dit : « hors le cas où la loi les oblige à se porter dénonciateurs »; mais ces mots s'appliquent à un état de choses qui aujourd'hui n'existe plus : il n'y a plus, de nos jours, d'exception à ce principe absolu que *si le pharmâcien a été, par sa profession, dépositaire d'un secret, il ne peut, de son propre mouvement, le révéler, sous peine d'un emprisonnement d'un à six mois, et d'une amende de cent à cinq cents francs* (Cass. 26 juillet 1845).

Il n'y a, ainsi que nous l'avons constaté à la lecture de l'article 378 du Code pénal, aucune distinction entre les pharmaciens et les médecins : ils doivent donc s'abstenir de tout acte et de toute parole susceptibles de faire connaître un secret dont l'observation est imposée aux médecins.

***

Dégageons les principaux cas embarrassants : étant donné que le médecin peut (et doit quelquefois, dans l'intérêt du malade) dissimuler à ce dernier la nature, le caractère, la gravité de sa maladie, il en résulte que les pharmaciens qui exécutent les ordonnances *doivent garder le silence, vis-à-vis de leurs clients, sur la nature et les propriétés des remèdes indiqués.* Autrement, il serait souvent facile d'en déduire la nature de la maladie.

Ils doivent garder le secret, à plus forte raison, si, comme c'est presque toujours le cas, ce sont *des parents ou des domestiques* qui viennent chercher les médicaments.

A plus forte raison encore doivent-ils se taire, à propos d'ordonnances délivrées pour un malade, si ce sont *des personnes étrangères* à ce malade qui les interrogent.

Tout ce qui précède ne saurait, bien entendu, s'appliquer aux renseignements donnés simplement sur l'administration des remèdes et sur les précautions utiles à prendre.

*
* *

Autre hypothèse : dans une petite ville, dans un village, un chirurgien est appelé pour faire une opération ; il ne trouve de meilleur aide autour de lui que le pharmacien, soit pour maintenir les mouvements de l'opéré, soit pour préparer les pansements. Bien que le pharmacien soit un peu sorti de son rôle, il n'en est pas moins *tenu scrupuleusement au secret*, alors surtout qu'il fournit les médicaments.

*
* *

Question intimement liée avec la précédente : il peut se faire que la divulgation provienne d'un élève en pharmacie ou d'une personne de la maison. — Dans ce cas, le pharmacien ne serait certainement pas tenu des peines de prison et d'amende, mais il pourrait être déclaré *civilement responsable* et être *condamné à des dommages-intérêts*.

*
* *

· Le fait seul de *laisser traîner dans son officine une ordonnance qui porte l'en-tête d'un hôpital où l'on ne soigne que des personnes atteintes de maladies syphilitiques, ou des femmes en couches*, ne constitue-t-il pas, à lui seul, une violation du secret professionnel à l'encontre du pharmacien ? — Nous répondrons oui, incontestablement, s'il est établi que cette ordonnance a été vue par des personnes étrangères, et si ces personnes ont su que l'ordonnance concernait le malade à qui elle a été délivrée.

Dans la pratique, l'hypothèse peut se présenter

souvent : une personne a été consulter à la Maternité ou à l'hôpital Ricord ; elle revient dans son quartier avec l'ordonnance, et la remet au pharmacien devant témoins. Le devoir très strict, du pharmacien est de déposer cette ordonnance, en attendant qu'elle soit exécutée, dans un endroit où l'œil des indiscrets ne peut aller la lire.

(Voir par analogie : Cass. 16 mars 1893, *Dalloz*, 1894, 1.237 et rapport de M. le conseiller Vételay.)

Intention de nuire. — La jurisprudence décide que l'article 378 du Code pénal punit toute révélation du secret professionnel dès qu'elle a été faite avec connaissance, sans qu'il soit nécessaire d'établir, à la charge du révélateur, l'intention de nuire. La Cour de cassation (crim. rej. 29 décembre 1885 *Dalloz*, 1886, 1.347) (1) dit, en effet, que le but de sécurité et de protection que l'article 378 a poursuivi ne serait pas atteint si la loi se bornait à réprimer les révélations dues à la malveillance, en laissant toutes les autres impunies ; et la même chambre de la même Cour a rendu, le 9 novembre 1901 (*Gazette des tribunaux* du 20 janvier 1902) un nouvel arrêt confirmant cette doctrine :

« La Cour,

(1) Comparez : C. Douai, 28 janvier 1896 (*Dalloz*, 1896, 2, 254 ; C. Toulouse, 10 février 1898 (*Dalloz*, 1899, 2, 257) ; C. Besançon, 7 juin 1899 (*Dalloz*, 1900, 2, 407).

« Sur le premier moyen tiré de la fausse application de l'article 378 du Code pénal, en ce que l'arrêt attaqué a considéré, comme tombant sous l'application de cet article, la communication à un tiers d'un certificat négatif ;

« Attendu que la disposition de l'article 378 du Code pénal est générale et absolue, et qu'elle punit toute révélation du secret professionnel, sans qu'il soit nécessaire d'établir, à la charge du révélateur, l'intention de nuire ; que c'est là ce qui résulte tant des termes de la prohibition que de l'esprit dans lequel elle est conçue ; qu'en imposant, à certaines personnes, sous une sanction pénale, l'obligation du secret comme un devoir de leur état, le législateur a entendu assurer la confiance qui s'impose dans l'exercice de certaines professions ; qu'ainsi le délit existe dès que la révélation a été faite avec connaissance, indépendamment de toute intention spéciale de nuire ;

« Attendu qu'il résulte de la décision attaquée qu'en faisant connaître à Le Rôle des constatations qu'il n'avait pu faire, sur la personne de la fille des époux C..., que dans l'exercice de sa profession de médecin, Eonnet a trahi la confiance de la famille C... ;

« Attendu que le résultat de ces constatations, alors qu'il était négatif, ne pouvait faire disparaître le caractère délictueux de cette révélation ;

« D'où il suit qu'en décidant qu'Eonnet a violé les règles de la discrétion professionnelle, l'arrêt attaqué a fait une juste application de l'article 378 susvisé. »

Bien plus, comme le fait remarquer DALLOZ (*Rép.*, Supp. V° *Révélation de secrets*, n° 16), l'article 378 a été appliqué dans cette espèce, alors que non seulement l'intention de nuire n'existait pas, mais que la révélation avait eu plutôt pour but de détruire des suppositions fâcheuses sur la nature de la maladie dont le client était mort.

L'intérêt de celui qui a confié le secret n'est donc même pas un motif suffisant pour justifier la révélation du secret; le dépositaire du secret n'est pas juge de cette question. Il peut être relevé, il est vrai, de l'obligation de conserver le secret par celui qui le lui a confié, mais *par celui-là seul.* DALLOZ déduit de ce principe (avec la doctrine et la jurisprudence) que le médecin ne peut être délié du secret, ni par les héritiers de la personne qui lui a confié le secret, ni par le tuteur de ces héritiers, ni par la compagnie d'assurances sur la vie, qui a contracté avec le client décédé. Nous appliquons le même principe aux pharmaciens.

Responsabilité civile. — Il est indispensable de noter ici que, chaque fois que le secret professionnel a été violé, il peut y avoir lieu à responsabi-

lité *civile* aussi bien qu'à la responsabilité *pénale.*
— Autrement dit, le pharmacien, en révélant le secret qu'il devait garder, tombe sous le coup de l'article 378 du Code pénal, qui prononce l'amende et l'emprisonnement, mais il n'échappe pas, pour cela, à l'éventualité des dommages-intérêts, auxquels il pourra être condamné sur la plainte de la partie lésée (comme nous l'avons dit, tout à l'heure, pour le cas d'une divulgation émanant d'un élève).

Le secret professionnel doit-il être observé devant la justice?

Si la question du secret professionnel est assez simple, prise isolément, il n'en est plus de même si nous supposons le pharmacien cité devant justice pour déposer comme témoin.

Là, en effet, les choses se compliquent.

— Nous rappelons les termes de l'article 378 du **Code pénal** (en ce qui a trait aux pharmaciens) :

«... Les personnes (comme les pharmaciens) dépositaires, par état ou profession, des secrets qu'on leur confie, qui auront révélé ces secrets, seront punies d'un emprisonnement d'un à six mois, et d'une amende de cent à cinq cents francs. »

Or, nous allons reproduire quelques autres articles du Code ; nous les étudierons ensuite ; mais à leur simple lecture nous allons voir l'apparente contradiction entre ces textes et l'article relatif au secret professionnel.

Code d'instruction criminelle (art. 80), à propos des témoins cités devant le juge d'instruction : « *Toute personne* citée pour être entendue en témoignage sera tenue de comparaître et de *satisfaire à la citation* (c'est-à-dire de répondre) ; sinon, elle pourra y être contrainte par le juge d'instruction, qui, à cet effet, sur les conclusions du procureur de la République, sans autre formalité, ni délai, et sans appel, prononcera une amende qui n'excédera pas cent francs, et pourra ordonner que la personne citée sera contrainte par corps à venir donner son témoignage. »

Même code (art 157) ; témoignage devant le tribunal de simple police : « Les témoins qui *ne satisferont pas* à la *citation* pourront y être contraints par le tribunal, qui, à cet effet, et sur la réquisition du ministère public, prononcera dans la même audience, sur le premier défaut, l'amende, et en cas d'un second défaut, la contrainte par corps. »

Même code (art. 304), témoignage devant le président de la Cour d'assises : « Les témoins qui n'auront pas comparu sur la citation du président ou du juge commis par lui, et qui n'auront pas justifié qu'ils en étaient légitimement empêchés, ou qui *refuseront de faire leur déposition*, seront jugés par la Cour d'assises, et punis conformément à l'article 80 » (amende de 100 francs minima, et contrainte par corps).

Même code (art. 355 *in fine*), témoignage devant la Cour d'assises elle-même : « Dans tous les cas, le témoin qui ne comparaîtra pas, ou *qui refusera, soit de prêter le serment, soit de faire sa déposition*, sera condamné à la peine portée en l'article 80. »

Si nous parcourons le **Code de procédure civile**, nous verrons que, même en matière civile, les témoins que le Code appelle « témoins défaillants » ne sont pas mieux traités. L'article 263, auquel se réfère l'article 413, dit notamment : « Les témoins *défaillants* (la jurisprudence y assimile les témoins qui *refusent de déposer*) seront condamnés... à une somme qui ne pourra être moindre de 10 francs, au profit de la partie, à titre de dommages-intérêts; ils pourront de plus, être condamnés, par la même ordonnance, à une amende qui ne pourra excéder la somme de 100 francs. Les témoins défaillants seront réassignés à leurs frais. »

Et l'article 264 ajoute : « Si les témoins réassignés sont *encore défaillants*, ils seront condamnés à une amende de 100 francs; le juge-commissaire pourra même décerner contre eux un mandat d'amener. »

Comme nous le voyons, ces textes sont en contradiction directe avec l'article 378, qui défend de révéler ce qu'elles savent aux personnes dépositaires du secret d'autrui. Comment donc les concilier? Le pharmacien, cité comme témoin et sommé de dire la vérité, devra-t-il révéler les secrets qu'il détient en raison de sa profession ? Devra-t-il, au contraire, se retrancher derrière le secret professionnel? Pourra-t-il même, ce qui lui supprimerait tout ennui, se dispenser de comparaître?

Sur ces divers points, la jurisprudence a beaucoup varié, mais on peut dire d'une façon générale que le pharmacien possède un moyen à peu près certain de concilier ses devoirs de conscience et le respect dû à la justice; s'il estime qu'il ne peut parler sans violer le secret professionnel, il n'en doit pas [moins répondre à la citation en justice (sans quoi il s'exposerait à la pénalité); une fois devant les juges, il doit même prêter le serment légal de « dire la vérité, toute la vérité, rien que la vérité »; mais, aux questions posées, il peut répondre, ou bien que le secret professionnel le met dans l'obligation de ne point révéler le secret, ou bien (s'il y a lieu) que les faits sur lesquels on l'interroge lui ont été confiés sous le sceau du secret.

L'ancienne jurisprudence de la Cour de cassation (26 juillet 1845, cité par Dubrac) exigeait même que cette dernière formule fût employée pour permettre au médecin (ou au pharmacien) de se retrancher derrière le secret professionnel. C'est ainsi qu'un médecin, appelé à comparaître devant la justice, n'avait le droit de garder le silence sur ce qu'il savait que lorsqu'il affirmait que les faits sur lesquels on l'interrogeait lui avaient été confiés sous le sceau du secret; tandis qu'il pouvait être condamné à l'amende s'il se contentait d'alléguer que ces faits étaient venus à sa connaissance dans l'exercice de ses fonctions.

Aujourd'hui — et c'est heureux — cette distinction subtile semble ne plus avoir de raison d'être. En effet, la Cour de cassation (arrêt du 9 juillet 1886, *Dalloz*, 1886, 1. 476) a adopté une jurisprudence dont nous allons déduire les conclusions pratiques : l'arrêt en question s'exprime ainsi : « Attendu que l'article 378 du Code pénal, en citant parmi ceux qui sont tenus, sous les peines qu'il édicte, au secret professionnel, les médecins, chirurgiens ou autres officiers de santé, ainsi que les pharmaciens et sages-femmes, ajoute aussitôt comme également tenus « toutes autres personnes dépositaires, par état ou profession, des secrets qu'on leur confie »; que cette dernière disposition est générale et absolue, qu'elle s'applique sans restriction à tous ceux auxquels leur état ou leur profession impose l'obligation du secret confié, soit que les faits qu'ils apprennent ainsi sous le sceau du secret leur aient été confiés par des particuliers, *soit que leur connaissance provienne de l'exercice d'une profession aux actes de laquelle la loi, dans un intérêt général et d'ordre public, a imprimé le caractère confidentiel et secret.* »

Cette jurisprudence, très générale, peut sans difficulté s'appliquer aux pharmaciens, et il sera facile, dès lors, de résumer les principes que nous avons énoncés sur le secret professionnel :

Toutes les choses **confidentielles**, et **secrètes** par leur nature, qui viennent à la connaissance du pharmacien, **dans l'exercice de sa profession**, ou qui lui sont **confiées en sa qualité de pharmacien**, ne peuvent être **révélées** par lui sans engager sa **responsabilité pénale** (amende et prison) et sa **responsabilité civile** (dommages-intérêts). — **S'il est appelé en justice** pour déposer sur ces mêmes choses, il doit **se rendre à la citation, prêter le serment**, et dire aux juges que le secret professionnel ne lui permet pas de s'expliquer sur des choses qu'il n'a connues que dans **l'exercice de sa profession**, ou (ce qui est plus radical encore) sur des choses qui lui ont été **confiées, à lui pharmacien, sous le sceau du secret et dans l'exercice de sa profession.**

*
* *

Autre question : les lettres, rapports de médecins, les ordonnances ou les copies d'ordonnances, que pourraient posséder les pharmaciens, peuvent-ils être *produits en justice*, à l'occasion d'un procès où ces pharmaciens *ne sont pas parties ?*

Il faut répondre non, évidemment, par les mêmes raisons qui interdisent au médecin ou au pharmacien de révéler oralement le secret professionnel.

Le 13 juillet 1897, la Cour de cassation (chambre civile) avait à statuer sur le cas d'un médecin qui, après avoir fait connaître par écrit à la femme d'un de ses clients les causes et la nature de la maladie de ce dernier, avait autorisé la femme à publier sa lettre et à la produire en justice à l'appui d'une demande de divorce contre son mari. La Cour de cassation a statué ainsi :

« Attendu que s'il peut être permis à un médecin de faire connaître, par lettre, à l'épouse du mari auquel il donne des soins, les causes et la nature de la maladie, ses lettres ne peuvent être divulguées, même à la suite d'un accord de volonté entre leur auteur et leur destinataire ; que le secret professionnel imposé par la loi au médecin ne permet pas à celui-ci de consentir à leur publication ;

« Attendu que cette règle ne souffre aucune exception et doit être appliquée même au cas où la femme demanderesse en divorce voudrait verser au débat les lettres à elle adressées par le médecin pour faire la preuve de ses griefs ; qu'en effet les confidences que l'intérêt du malade peut seul justifier ne sauraient, sous aucun prétexte, être utilisées contre lui ;

« Attendu qu'il est déclaré en fait, par l'arrêt attaqué, que les lettres écrites par le Dr Z... à la dame X... se rapportent à des constatations qu'il a faites en donnant des soins au sieur T...;

« Attendu qu'en refusant d'autoriser la production de ces lettres en justice, l'arrêt attaqué n'a violé aucune loi, etc... » (L'arrêt en question avait été rendu par la Cour de Douai le 28 janvier 1896.)

Donc, si des lettres adressées à une femme mariée ne peuvent être produites en justice à l'appui d'une demande en divorce, avec l'autorisation du médecin qui les a écrites, on peut dire qu'à plus forte raison il serait interdit au pharmacien, qui pourrait en être détenteur, d'en autoriser la production en justice.

La même règle doit évidemment s'appliquer aux ordonnances, copies d'ordonnances, rapports, etc., qu'il aurait entre les mains (sauf en ce qui concerne les réclamations justifiées faites, par lui, devant les tribunaux, pour la revendication légitime du prix des médicaments fournis (V. *Dalloz*, J. G. V°. *Révélations de secrets*, n°s 33 et suivants).

*
* *

Y a-t-il des bornes au secret professionnel dans l'intérêt de la science ? L'intérêt de la science autorise-t-il la divulgation d'un secret médical ? La question, extrêmement importante pour les médecins, semble perdre tout intérêt pour les pharmaciens. Cependant, il n'est pas impossible qu'un pharmacien soit porté (en faisant une communication à des sociétés savantes, ou à une publication professionnelle) à donner certains renseignements sur ses observations à propos des maladies et des traitements suivis. Or, — c'est le seul principe à retenir en la matière, — il est indispensable que le praticien, qui livre ainsi ses observations, prenne grand soin de ne pas désigner, même d'une façon indirecte, les personnes auxquelles se rapportent les maladies ou les traitements dont il est parlé (bien que cette réserve nuise évidemment à l'identification, quelquefois si utile, des sujets qui font l'objet des informations).

Il importe à la science que tous les renseignements soient fournis ; **mais il importe à l'intérêt des malades qu'ils ne soient en aucune façon**

désignés; le pharmacien qui ne tiendrait pas compte de ces observations tomberait sous le coup de la loi, comme ayant violé le secret professionnel.

LIMITES AU SECRET PROFESSIONNEL

Il y a pourtant des cas où la révélation d'un secret médical peut-être considérée, non plus comme une chose illégale, mais comme une mesure nécessaire, utile à la société; et le législateur l'a si bien compris que, dans la loi du 30 novembre 1892 sur l'exercice de la médecine, il **impose** aux médecins la déclaration des **maladies épidémiques** dont la liste a été arrêtée par un arrêté ministériel, après avis de l'Académie de médecine et du Conseil d'hygiène publique, — cette déclaration, ajoute la loi, n'engageant pas le secret professionnel.

Comme le disait le professeur Lefort à l'Académie de médecine (février 1891) : « Le secret professionnel a des limites, et, pour ma part, je crois que le médecin manquerait à son devoir si, par excès de discrétion, il laissait un malade atteint de diphtérie libre de communiquer une maladie, trop souvent mortelle, à ceux qui fuiraient à coup sûr la maison contaminée s'ils savaient qu'elle abrite un diphtérique Je n'admets pas que le secret professionnel aille jusqu'à nous rendre complice d'un homicide par imprudence, et surtout à nous faire commettre des homicides par discrétion.

« L'honneur d'une famille, l'avenir du malade, n'est pas mis en question par une variole, une scarlatine ou une angine diphtérique ; ses intérêts pécuniaires peuvent, dans beaucoup de cas, être lésés par la dénonciation du mal ou par l'isolement ; mais ces intérêts ne sauraient être mis en balance avec le respect et la protection de la vie humaine, cette fois directement menacée. »

Toutefois, ne nous y trompons pas. En faisant une exception aux principes, la loi a entendu restreindre autant que possible cette exception, et c'est la jurisprudence qui va nous donner l'exacte proportion dans laquelle le législateur a entendu autoriser, et même prescrire, la divulgation des secrets médicaux. — Nous ouvrons ici une parenthèse, pour faire remarquer que, bien qu'il ne s'agisse, en la matière, que des médecins, seuls chargés de faire la déclaration des maladies épidémiques, il est indispensable aux pharmaciens de connaître cette législation spéciale, parce qu'ils peuvent, de près ou de loin, être associés aux travaux dés médecins et qu'ils sont, en tout état de cause, mieux placés que n'importe qui pour se tenir au courant des maladies épidémiques, pour en surveiller la statistique, et pour être l'objet de mille questions

indiscrètes à ce sujet. Voici la solution qu'a donnée
à la question la Cour suprême, le 13 mars 1897.

La cause se présentait dans les conditions suivantes : Dans le courant du mois d'octobre 1895,
le Dr Verdié, médecin à Arpajon, commune de
Seine-et-Oise, avait constaté dans sa clientèle
cinq cas de diphtérie, croup et angine couenneuse;
conformément à la loi du 30 novembre 1892 et
selon le mode prescrit par l'arrêté ministériel du
23 novembre 1893, le Dr Verdié avait fait parvenir
au maire d'Arpajon, ainsi qu'au sous-préfet de
Corbeil, des déclarations relatives à ces maladies
épidémiques. Dans la pensée du médecin, ces
déclarations devaient rester secrètes entre lui et
les représentants de l'autorité publique auxquels
il les avait faites. Aussi, quelle ne fut pas sa
surprise lorsque le journal l'*Écho arpajonnais* du
10 novembre publia une lettre d'un conseiller
municipal d'Arpajon, M. L..., dans laquelle les
bulletins par lui transmis étaient signalés au public
et son diagnostic contesté. Le Dr Verdié, le 10 novembre, adressa une plainte au procureur de la
République, à Corbeil. Une enquête officieuse
ordonnée par ce magistrat révéla que M. L...
avait obtenu la communication des déclarations
de maladies épidémiques du secrétaire de la mairie
d'Arpajon, M. D...; M. L... s'était présenté à ce
dernier, quelques jours avant celui où le Conseil

municipal d'Arpajon devait se réunir pour sa session de novembre. Il avait dit avoir l'intention de poser au maire une question sur les mesures qu'il avait prises pour combattre les maladies épidémiques, et avait déclaré avoir besoin, pour s'éclairer, de connaître les déclarations de ces maladies adressées à la mairie. En raison de sa qualité de conseiller municipal et du motif qu'il avait invoqué pour justifier sa démarche, la demande de M. L... parut légitime au secrétaire de la mairie d'Arpajon, qui crut devoir y faire droit. Mais le procureur de la République a pensé que les déclarations de maladies épidémiques constituent des documents devant rester secrets. Il a estimé que si les médecins ont été relevés du secret professionnel à l'égard de ces maladies, en ce qui concerne la déclaration qu'ils doivent en faire à l'autorité publique, leurs déclarations conservent aux mains des représentants de cette autorité le caractère confidentiel, et que le secrétaire de la mairie est tenu de garder le secret de ces communications. En conséquence, il a poursuivi M. D... devant le tribunal correctionnel de Corbeil, pour violation du secret professionnel, délit prévu et puni par l'article 378 du Code pénal.

L'affaire, venue devant le tribunal de Corbeil, puis devant la Cour de Paris, fut enfin soumise à la Cour de cassation, devant laquelle M. le conseiller Dumas fit un savant rapport, reproduit *in extenso* dans la *Semaine médicale* (supplément du 20 mars 1897, pages 97 et 98). A la suite de ce rapport, la Cour de cassation rendit, à la date que nous avons indiquée (13 mars 1897) l'arrêt suivant :

« Sur le moyen pris de la violation de l'article 378 du Code pénal en ce que l'arrêt attaqué a décidé que la communication de déclarations relatives à des maladies épidémiques faites par un secrétaire de mairie à un membre du Conseil municipal à la veille de la réunion de cette assemblée, ne constitue pas une violation du secret professionnel ;

« Attendu qu'aux termes de l'article 15 de la loi du 30 novembre 1892, tout docteur, officier de santé, sage-femme, est tenu de faire à l'autorité publique, son diagnostic établi, la déclaration des maladies épidémiques tombées sous son observation ; que ce même article dispose que la liste des maladies épidémiques dont la divulgation n'engage pas le secret professionnel doit être dressée par un arrêté du ministre de l'intérieur, qui fixe en même temps le mode de déclaration de ces maladies ;

« Attendu qu'il ressort de ces dispositions et des travaux préparatoires de la loi que c'est dans un but exclusif d'hygiène que la déclaration des maladies épidémiques est exigée des médecins ou sages-femmes, et que ceux-ci ne sont relevés de l'obligation du secret professionnel à l'égard de ces maladies que dans la mesure nécessaire aux communications qu'ils doivent adresser à l'autorité chargée de protéger la santé publique ;

« Attendu que ces communications, confidentielles par leur nature, conservent ce même caractère aux mains des représentants de l'autorité auxquels elles parviennent et qui, aux termes d'un arrêté du ministre de l'intérieur du 23 novembre 1893, sont le sous-préfet et le maire ;

« Attendu qu'un secrétaire de mairie est l'auxiliaire du maire ; qu'il est son confident nécessaire et se trouve, dès lors, dépositaire par état ou profession des secrets confiés au maire et confiés par le maire à lui-même ;

« Attendu qu'après avoir constaté, en fait, que les déclarations de maladies épidémiques parvenues à la mairie d'Arpajon ont été communiquées à un membre du Conseil municipal, à la veille de la réunion de cette assemblée, la Cour d'appel a relaxé le prévenu par ce motif que la communication de documents propres à éclairer un conseiller municipal dans l'exercice de son mandat ne constitue pas une violation du secret professionnel ;

« Attendu que la divulgation incriminée ne pouvait perdre son caractère délictueux qu'autant qu'il aurait été établi qu'elle était commandée par la nécessité ; que la preuve de cette nécessité ne résulte pas des circonstances de fait énoncées par l'arrêt ;

« Qu'au surplus, il n'appartenait pas au secrétaire de la maire d'Arpajon d'apprécier si la communication demandée devait ou non être faite ;

« Qu'il suit de là qu'en renvoyant le prévenu des fins de la poursuite, l'arrêt attaqué a faussement interprété et violé l'article 378 du Code pénal ;

« Par ces motifs, casse et renvoie l'affaire devant la Cour de Rouen. »

La Cour de Rouen, ainsi saisie, a rendu un arrêt conforme à la théorie de la Cour de cassation. (Voir le texte de cet arrêt, rendu en juillet 1897, dans le supplément au n° du 28 juillet 1897, n° 35, de la *Semaine médicale*.)

*
* *

Si nous voulons tirer de tout ceci une conclusion pratique pour le pharmacien, nous dirons que la discrétion la plus absolue, même au point de vue des maladies épidémiques, lui est recommandée.

Il appartient seulement à sa conscience de savoir discerner le cas où il serait indispensable, pour éviter un malheur, de dévoiler la maladie épidémique qui s'est déclarée dans une ville, dans un quartier ou dans une maison. S'il le fait avec légè-

reté, pour paraître mieux informé que ses conci-
toyens, il est grandement condamnable ; s'il le fait
pour éviter à des parents, à des amis, à des clients,
la terrible contagion de la maladie, il invoquera la
nécessité s'il est appelé devant la justice (1) ; il n'est
pas douteux, dans ce cas, que les juges prendront
en considération cette nécessité et l'acquitteront.
S'il en était autrement, d'ailleurs, il aurait conscience d'avoir fait son devoir d'honnête homme, et
la peine encourue lui semblerait bien douce à côté
de la catastrophe qu'il aurait évitée.

(1) Nous faisons remarquer cette hypothèse de *nécessité*,
visée dans l'arrêt de la Cour de cassation que nous venons de
rapporter, et qui fait l'objet, dans cet arrêt, d'un paragraphe
spécial.

PROPRIÉTÉ INDUSTRIELLE
DES INVENTIONS PHARMACEUTIQUES
MARQUES DE FABRIQUE

PROPRIÉTÉ INDUSTRIELLE
DES INVENTIONS PHARMACEUTIQUES

MARQUES DE FABRIQUE

L'inventeur d'une préparation pharmaceutique paraît se trouver, de nos jours, dans un état d'infériorité évident, surtout s'il est pharmacien : d'un côté, en effet, il s'expose, s'il vend sa drogue, à être poursuivi pour débit de remède secret; d'autre part, il ne peut faire breveter son invention, aux termes de l'article 3 de la loi du 5 juillet 1844.

Mais sur ce dernier point les remèdes participent à la protection de toutes les dispositions de loi, autres que celle sur les brevets d'invention, qui garantissent la propriété industrielle et commerciale, et leurs inventeurs ont un moyen d'avoir la propriété exclusive de leur découverte, c'est d'y attacher leur nom (1).

---

(1) Voir, sur ce sujet, le très intéressant ouvrage d'ALLART : *De la pharmacie au point de vue de la propriété industrielle.*

Le régime des **marques** est, en effet, applicable aux produits pharmaceutiques auxquels, d'ailleurs, on ne peut contester le caractère de produits fabriqués (Bédarrides : *Commentaires des lois sur les brevets d'invention*, n° 78 ; Pouillet : *Marques de fabrique*, 2me édition, n° 68 et 68 *bis* et les décisions citées ; C. Rouen, 27 mars 1862 ; Tribunal de commerce de la Seine, 16 mars 1878 ; et Cour d'Aix, 20 mars 1879 : *Annuaire de la propriété industrielle*, 1865, p. 394 ; 1878, p. 78 ; 1881, p. 179).

Donc, bien que les pharmaciens soient obligés de suivre les formules du Codex dans la préparation de leurs médicaments, ils ont, comme tous les autres fabricants, un droit de propriété sur les marques adoptées par eux pour distinguer les produits de leur fabrication et en garantir la provenance ; et il en est de même de la dénomination donnée au produit par l'inventeur. Peu importe, d'ailleurs, que cet inventeur de produits pharmaceutiques soit ou non un pharmacien (V. Cassation, 8 mai 1868 : *Sirey*, 1869. 1. 187 et *Dalloz*, 1868. 1.507. Cassation 12 mars 1880 : *Ann. de la propr. industr.*, 1880, p. 245 ; Fuzier-Hermann : *Rép.*, V° *Contrefaçon*, p. 836).

Un arrêt de la Cour de cassation du 27 mai 1898 (*Gazette des tribunaux* du 9 septembre 1898) a rappelé ces principes ; nous en donnons l'analyse.

« Aux termes de l'article 2 de la loi du 23 juin 1857,

une marque de fabrique ou de commerce devient la propriété exclusive de celui qui en a déposé deux exemplaires au greffe du tribunal de commerce de son domicile. — Cette propriété est absolue et indépendante de l'usage auquel elle peut être appliquée. — Lorsque la marque est apposée par son propriétaire sur des préparations pharmaceutiques (dans l'espèce, le vin Desiles) qui ne peuvent être débitées que par des personnes investies d'un privilège, il pourrait résulter de la vente illicite, par d'autres personnes (comme, dans l'espèce, par un docteur en médecine) une poursuite en contravention aux lois et règlements sur la pharmacie, mais la marque n'en restera pas moins la propriété exclusive de celui qui l'a déposée. Par suite, c'est à bon droit qu'un tiers (dans l'espèce, un pharmacien) est condamné à des dommages-intérêts envers le propriétaire de la marque du produit susvisé, lorsqu'il est constaté par le juge du fait que ce tiers a contrefait servilement cette marque, que ce fait a causé un préjudice dont il est dû réparation au propriétaire de la marque et que le préjudice qui forme la base des dommages-intérêts résulte de la contrefaçon de la marque, sans qu'il y ait lieu de s'occuper du produit sur lequel cette marque est apposée. »

Mais s'il est loisible au fabricant d'un produit pharmaceutique de donner à son produit une désignation spéciale qui lui assure, non pas la propriété privative du produit, mais celle de sa marque de fabrique, il convient pour cela que les mots servant à désigner le produit (et qui peuvent être une dénomination de fantaisie) ne soient pas exclusivement tirés des substances mêmes qui servent à le composer (V. Cass., 29 juillet 1882 : *Dalloz*, 1883. 1. 137 ; Cass., 28 janvier 1889 : *Dalloz*, 1890. 1. 88; C. Paris, 18 mai 1879 : *Dalloz*, 1880. 2. 109; C. Dijon, 7 août 1890 : *Dalloz*, 1891. 2. 15 et les commentaires de la loi du 23 juin 1857). La Cour de Paris, à deux jours d'intervalle (les 8 et 10 février 1898), a appliqué une nouvelle fois ces principes, tant à l'égard d'un médicament (le produit désigné sous le nom de *chloralose*) qu'à l'égard d'un produit chimique (parfum désigné sous le nom d'une plante, nom déjà employé : le *coréopsis*) (*Gazette des tribunaux* des 7-8 mars 1898).

Au contraire, l'inventeur peut revendiquer la propriété exclusive d'un nom arbitrairement choisi et qui présente le caractère d'originalité exigé par la loi de 1857. Ainsi jugé pour l'*antipyrine* par jugement du tribunal de la Seine, du 26 juillet 1898 (*Gazette des tribunaux* du 25 septembre 1898), dans lequel on lit notamment :

« Attendu que la dénomination donnée à un produit pharmaceutique par l'inventeur ou premier préparateur est susceptible d'appropriation, lorsque cette dénomination n'est pas devenue le moyen usuel et nécessaire pour faire comprendre la nature du produit et n'est pas ainsi tombée dans le domaine public ; que les dispositions de la loi des 23-27 juin 1857 protègent aussi bien les produits pharmaceutiques que les autres produits fabriqués ;

« Attendu que la dénomination *antipyrine* adoptée par le Dʳ Knorr, en 1884, pour désigner un produit appelé d'abord par lui la « diméthyloxyquinizine » au cours de travaux ayant pour but de faire artificiellement de la quinine, est un nom arbitrairement choisi par l'inventeur en vue de s'en assurer l'usage exclusif ; qu'il présente le caractère d'originalité exigé par la loi de 1857 ;

« Attendu que si l'étymologie du nom rappelle une des propriétés thérapeutiques attribuées à l'origine au produit, il n'est pas possible de dire que ce soit un nom emprunté à la substance faisant l'élément principal et actif du remède ; que la dénomination antipyrine est si peu un terme générique nécessaire à la désignation du produit, la « diméthyloxyquinizine », qu'il en existe une autre, « analgésine », donnée en 1887 pour indiquer le même produit, et que ce sont précisément les propriétés analgésiques du médicament qui en ont fait le succès ; que la dénomination « antipyrine » doit être rangée dans la catégorie des noms de fantaisie pouvant constituer une marque de fabrique. »

Citons enfin un arrêt de la Cour de Paris du

10 mars 1898 (*Gazette des tribunaux* du 28 mars 1898) établissant, qu'au contraire, un vocable (en l'espèce le *Salol*) devenu la désignation usuelle d'un produit pharmaceutique, le salicylate de phénol, et tombé ainsi dans le domaine public, ne saurait devenir l'objet d'une marque et donner à celui qui en effectue le dépôt le droit exclusif de se servir du mot usuel et d'obliger, par suite, ses concurrents à désigner le même produit sous son nom scientifique.

*
* *

Nous avons essayé de dégager les principes dans une matière que la variété infinie des espèces rend difficile à traiter; nous donnons, pour ceux de nos lecteurs qui voudraient connaître les plus récentes décisions rendues en la matière, le texte des arrêts que nous avons relevés dans le *Répertoire de pharmacie* de Crinon et dans le *Dalloz*.

TRIBUNAL CORRECTIONNEL DE TOULOUSE
(11 novembre 1898).

« Attendu que Lebrun, pharmacien à Paris, a cité devant le tribunal les sieurs X..., et Y..., etc., pharmaciens à Toulouse, et qu'il sollicite contre chacun d'eux, à titre de réparation civile, pour le préjudice causé par un délit d'imitation frauduleuse d'une marque de fabrique, une condamnation à 1.500 francs de dommages-intérêts ;

« Que Lebrun revendique la propriété d'une marque de fabrique consistant dans la dénomination d'un topique pour les cors, désigné sous le nom de *Coricide russe* ou simplement *Coricide* ;

« Attendu qu'il résulte des documents versés aux débats, que la Compagnie générale des produits antiseptiques a régulièrement fait au tribunal de Commerce de la Seine, le 16 décembre 1882, le dépôt d'une marque de fabrique, concernant un produit pharmaceutique, sous la dénomination de *Coricide russe ;*

« Que, le 18 novembre 1893, Lebrun, concessionnaire de ladite Compagnie, a fait effectuer un second dépôt de la même marque, pour le même produit, avec la dénomination *Coricide russe*, ou simplement *Coricide ;*

« Attendu qu'il y a uniquement lieu de rechercher si l'emploi fait par les pharmaciens de Toulouse du mot *Coricide* peut constituer l'imitation frauduleuse d'une marque de fabrique ; qu'aucun d'eux, en effet n'est recherché pour avoir usurpé la marque *Coricide russe*, dont Lebrun revendique la propriété, comme constituant un mot arbitrairement composé par lui ou son auteur ;

« Attendu qu'il est de principe que la dénomination qu'un fabricant a employée, pour désigner un produit de sa fabrication, peut, lorsqu'elle a été régulièrement déposée, constituer, à elle seule, une marque de fabrique, mais qu'il y a lieu cependant de distinguer entre la dénomination arbitraire ou de fantaisie et la dénomination usuelle, générique ou nécessaire;

« Or, attendu, en ce qui concerne le mot *Coricide*, que, bien qu'il n'existe pas dans les dictionnaires actuellement en usage, il ne saurait constituer une dénomination arbitraire ou de fantaisie ; qu'il évoque nécessairement l'idée du produit auquel il s'applique, de même que les mots *insecticide, vermifuge*, etc...; qu'il était employé, avant le 18 novembre 1893, jour du dépôt de Lebrun, dans le commerce, comme synonyme de spécifique contre les cors ; qu'il est en usage dans les catalogues de fabricants de verreries pour les pharmaciens, dans les prix-courants de maisons de droguerie; qu'il est aussi employé dans les traités de chirurgie, ou même dans l'enseignement public par les professeurs de médecine ou de pharmacie;

« Qu'il ne semble donc pas que son emploi puisse constituer l'imitation d'une marque de fabrique; qu'il est, du reste, enseigné par la doctrine que, lorsqu'une dénomination est tirée des qualités ou de la nature des choses, les tribunaux doivent apporter la plus grande circonspection et ne pas en concéder trop facilement l'usage exclusif ; qu'ils doivent être portés, au contraire, à en permettre à tous l'usage (POUILLET, *Marques de fabrique*, chap. II, sect. 2, n° 56) ;

« Attendu, au surplus, que Lebrun ou la Compagnie des produits antiseptiques, qui a fait, en 1882, le dépôt de la marque *Coricide russe*, ne pouvait revendiquer, à cette époque, la propriété exclusive du mot *Coricide*, séparé du mot *russe* ;

« Qu'il n'est pas possible de soutenir que ce qui constitue la marque de fabrique est plutôt le mot *Coricide* que le mot *russe* ; que la dénomination qui constitue la marque de fabrique est celle de *Coricide russe*, telle qu'elle est constituée par le dépôt qui en a été fait au greffe du tribunal de commerce ; que Lebrun l'a si bien compris, que, dans le but de revendiquer un droit privatif sur le mot *Coricide* seul, il a fait un second dépôt de marque en novembre 1893, soit pour les mots *Coricide russe*, soit pour le mot *Coricide* seul ;

« Qu'il ne faut pas perdre de vue, en effet, que c'est le dépôt seul qui fixe et détermine le droit du propriétaire de la marque, « de telle sorte qu'il ne « peut rien être revendiqué au delà des termes « mêmes dans lesquels le dépôt a été effectué. La « marque déposée constitue le contrat qui se forme « entre le déposant et la société ; entre le déposant, « qui fixe l'étendue de son domaine, et la société,

« qui lui en assure la jouissance dans les limites
« qu'il a lui-même fixées » (POUILLET, *Traité des
marques de fabrique*, chapitre V, section 1) ;

« Or, attendu qu'antérieurement au 18 novembre 1893, le mot *Coricide* était employé et pouvait
être légitimement employé séparément du mot *russe*,
et qu'il est ainsi tombé dans le domaine public ; qu'il
en résulte la conséquence absolue que, depuis ce moment, nul ne peut en revendiquer la propriété exclusive, aux termes d'une jurisprudence constante ;

« Attendu, enfin, que, pour être punissable aux
termes de la loi du 23 juin 1857, l'imitation des
marques de fabrique doit être frauduleuse et de
nature à tromper le public ;

« Qu'à ce point de vue, il est impossible de soutenir que les inculpés ont eu l'intention d'établir
entre leurs spécifiques et celui de Lebrun une confusion de nature à tromper les acheteurs ; que rien
dans la forme extérieure, soit du flacon, soit des
étiquettes, soit des enveloppes, ne révèle une
pareille pensée, ne peut faire supposer un acte de
mauvaise foi, que le Tribunal ne saurait voir, dans
les faits qui leur sont reprochés, ni la volonté, ni
la possibilité de tromper le public, éléments indispensables pour constituer le délit ;

« Qu'on ne peut, en conséquence, à aucun point
de vue, retenir contre eux le délit d'imitation frauduleuse de marque de fabrique ;

« Attendu, relativement à la demande reconventionnelle contre Lebrun, que le Tribunal estime
qu'elle n'est pas suffisamment justifiée et qu'il n'y
a pas lieu d'y faire droit ;

« Par ces motifs, le Tribunal relaxe X..., Y..., etc.,
de la poursuite dirigée contre eux à la requète de
Lebrun ;

« Condamne Lebrun aux entiers dépens. »

Ce jugement a été confirmé par un arrêt de le
Cour de Toulouse en date du 5 janvier 1899.

COUR DE PARIS (13 mars 1900).

« Considérant que Le Beuf, pharmacien à Bayonne,
a intenté contre Garnaud, pharmacien à Paris, une
demande tendant à faire déclarer que la dénomination *Coaltar saponiné*, employée par lui comme
marque de fabrique, était sa propriété exclusive ;
que Garnaud ne pouvait pas s'en servir pour
désigner le même médicament, non plus que des
mots *Coaltar saponifié*, qui n'étaient qu'une imitation frauduleuse de la marque Le Beuf ;

« Considérant que cette demande a été admise par
un jugement dont Garnaud a relevé appel et que la
question du procès est de savoir si la dénomination
Coaltar saponiné a pu être adoptée comme marque

de fabrique parce qu'elle serait arbitraire et de pure fantaisie ;

« Considérant qu'il est incontestable que le *Coaltar saponiné*, découvert par Ferdinand Le Beuf, père de l'intimé, est un médicament antiseptique obtenu par la combinaison du coaltar et de la saponine ; que cette découverte a été signalée à l'Académie des sciences dans la séance du 25 juin 1860, et qu'on remarque dans le compte rendu officiel (page 1178) les passages suivants : « M. Le Beuf, pharmacien « à Bayonne, a reconnu, dès 1850, que toutes les « substances insolubles dans l'eau et solubles dans « l'alcool forment avec l'eau des émulsions stables « lorsqu'on ajoute de la saponine à leurs solutions « alcoooliques ; c'est cette propriété de la saponine « qui a été appliquée par cet habile pharmacien « au goudron minéral, pour en faciliter l'emploi » ;

« Considérant que les termes de *Coaltar saponiné* sont entrés depuis longtemps dans la langue usuelle; que le manuel de pharmacie publié par Dorvault en 1868 indique le mode de préparation de cet antiseptique sous le titre de *Coaltar saponifié ;*

« Considérant que, le 10 octobre 1880, l'intimé, successeur de Ferdinand Le Beuf, a déposé, comme marque de fabrique, non pas les trois mots : *Coaltar saponiné Le Beuf,* sous lesquels le médicament avait acquis une grande notoriété, mais seulement les deux mots *Coaltar saponiné ;*

« Considérant que ces expressions ne pouvaient pas être prises comme marque de fabrique, ni devenir une propriété privative, parce qu'elles ne constituaient pas une dénomination fantaisiste et qu'elles désignent en termes vulgaires les éléments qui composent un produit pharmaceutique ;

« Qu'il suit de là que la demande de Le Beuf était mal fondée et qu'il échet d'infirmer le jugement qui l'avait accueillie ;

« Par ces motifs,

« Infirme... »

TRIBUNAL CIVIL D'ANGOULÊME
(4 janvier 1899).

« Attendu que Francis Henry, fabricant, à Manchester (Angleterre), de produits pharmaceutiques et, notamment, d'une magnésie dénommée *Henry's calcined Magnesia*, faisait, à la date du 16 juillet 1898, procéder chez un sieur B..., pharmacien à..., à la saisie d'un flacon de magnésie ne provenant pas de sa maison et dont l'étiquette portait, en première ligne, les mots *Henry's calcined Magnesia ;* que le sieur B... lui fit connaître que le flacon saisi lui avait été livré par la Droguerie syndicale des pharmaciens de... ; que, le lendemain 17 juillet, Henry faisait effectuer chez le sieur G..., pharmacien à..., la saisie de deux flacons ne provenant pas, non plus, de sa maison et dont l'étiquette portait aussi, en première ligne, les mots *Henry's calcined Magnesia* ; que le sieur G... fit aussi connaître que les flacons lui avaient été aussi remis par ladite Droguerie syndicale ;

« Que le même jour, 17 juillet, une perquisition, pratiquée dans les locaux de la Droguerie syndicale, n'amena la découverte que d'un flacon de magnésie, flacon sortant de la fabrique de Manchester, mais qu'elle confirma, par l'examen d'une partie de la comptabilité, que c'était bien la Droguerie syndicale qui avait livré les flacons de magnésie saisis chez B... et G... ;

« Attendu que des transactions intervinrent entre les pharmaciens G... et B... et Francis Henry ; qu'il n'en fut point de même en ce qui concerne la Droguerie syndicale ;

« Que, par exploit en date du 22 juillet dernier, enregistré, Francis Henry assignait D... et D... et Cie, à qui appartient la Droguerie syndicale, devant le Tribunal, pour les faire condamner à lui payer la somme de 3.000 francs, à titre de dommages-intérêts, à raison du préjudice qu'ils lui avaient causé ;

« Que, dans son assignation Henry faisait connaître qu'il entendait faire ressortir le préjudice dont il demandait réparation de cette circonstance que les défendeurs avaient, contrairement aux prohibitions de la loi du 23 juin 1857, contrefait sa marque de fabrique, fait usage de cette marque contrefaite et mis en vente des produits revêtus de cette marque, ou, tout au moins, de cette autre circonstance, qu'ils avaient frauduleusement imité sa marque de fabrique, fait usage de cette marque ainsi imitée et vendu des produits revêtus de cette marque;

« Qu'Henry faisait encore découler le préjudice dont il se plaignait de ce fait que les défendeurs, contrairement aux défenses de la loi du 28 juillet 1824, avaient apposé sur un objet le nom d'un fabricant autre que le véritable et le nom d'un lieu autre que celui de la fabrication, ou, tout au moins, sciemment vendu un produit portant de semblables mentions;

« Que le demandeur prétendait, de plus, que les défendeurs, en copiant servilement l'habillage et le conditionnement des flacons destinés à renfermer son produit, avaient fait, à son encontre, acte de concurrence déloyale et lui devaient réparation par application de l'article 1382 du Code civil;

« Qu'il soutenait, enfin, que les défendeurs, en employant le mot *façon*, avaient fait usage d'une locution interdite par l'article 17 de la loi du 22 germinal an XI;

« *En ce qui touche l'existence de la marque de fabrique prétendue contrefaite :*

« Attendu que la loi du 23 juin 1857 édicte, dans son article 1er, que doivent être considérés comme marques de fabrique et de commerce les noms sous une forme distinctive, les dénominations, empreintes, emblèmes, timbres, etc.;

« Que c'est vainement que les défendeurs, pour soutenir la non-existence de la marque prétendue, allèguent, fort inutilement du reste, puisqu'il ne peut y avoir de contestation sur ce point, que, pour que le nom constitue, en soi, une marque distinctive, il faut qu'il représente, par les caractères qui en composent la reproduction, une physionomie, un trait spécial; que la marque de fabrique de Francis Henry ne rentre pas, en effet, dans la première catégorie des marques visées à l'article 1er de la loi de 1857; qu'il ne s'agit point d'un nom présentant un aspect extérieur caractéristique; que la marque du demandeur rentre dans la seconde catégorie, celle des dénominations; qu'il est incontestable que les mots *Henry's calcined Magnesia* constituent une dénomination formée du nom du fabricant, combiné avec la désignation générique du produit; qu'il est indiscutable, ainsi qu'il ressort des faits de la cause, qu'Henry a la propriété privative de cette marque de fabrique; que cette marque était certainement nouvelle quand, il y a fort longtemps, il l'a adoptée pour spécialiser sa magnésie; qu'il est certain, aussi, que cette marque n'était pas tombée dans le domaine public, quand, en 1893, le dépôt en a été effectué au greffe du tribunal de commerce de la Seine ;

« Qu'il y a donc lieu de constater que le demandeur est fondé à se dire propriétaire de la marque *Henry's calcined Magnesia*, à se dire protégé par le dépôt qu'il en a fait et à poursuivre tous ceux qui la contreferaient ou l'imiteraient frauduleusement ;

« *En ce qui touche la contrefaçon de la marque qui était reprochée aux défendeurs :*

« Attendu que les mots imprimés en tête des étiquettes apposées sur les flacons saisis et livrés par la société défenderesse sont exactement les mêmes que ceux qui constituent la marque de fabrique du demandeur ; que la contrefaçon de la marque est donc manifeste ; qu'il n'y a pas eu seulement imitation frauduleuse de cette marque ;

« Qu'il faut reconnaître, cependant, que cette contrefaçon, pas plus, du reste, que l'usage de la marque contrefaite, ne saurait être imputée à la société ; que ce ne sont pas ses agents, en effet, qui ont préparé la magnésie, l'ont renfermée dans des flacons revêtus d'étiquettes par eux contrefaites, soit du fabricant, soit d'un intermédiaire ;

« *En ce qui concerne le point de savoir si les défendeurs ont vendu les flacons de magnésie, revêtus de la marque contrefaite, sachant que cette marque était réellement contrefaite :*

« Attendu que les défendeurs ne peuvent sérieusement soutenir qu'ils ont pu un seul instant se faire illusion sur la sincérité de la marque apposée sur les flacons de magnésie par eux livrés ; que la profession qu'ils exercent ne leur permettait pas d'ignorer l'existence de la magnésie fabriquée par le demandeur et la marque dont il avait spécialisé ce produit ;

« Qu'ils peuvent d'autant moins arguer de leur erreur qu'il a été trouvé dans leurs magasins un flacon sortant de la fabrique du demandeur, qui leur aurait permis de faire des comparaisons, mais qu'elles n'étaient point nécessaires ; qu'il y a donc lieu de constater que les vendeurs ont sciemment vendu des flacons de magnésie revêtus d'une marque contrefaite et ont ainsi causé dommage à Henry ;

« Que la même appréciation doit être formulée, en ce qui concerne le fait d'avoir vendu, contrairement aux prohibitions du paragraphe 2 du l'article 1ᵉʳ de la loi du 28 juillet 1824, des flacons de magnésie marqués d'un nom supposé et portant l'indication d'un lieu autre que celui de la fabrication de ce produit ; que les défendeurs n'ont pu, en effet, commettre à ce sujet la moindre erreur ;

« Mais que c'est avec raison que les défendeurs soutiennent qu'il ne saurait être relevé contre eux la violation, au préjudice d'Henry, de l'article 17 de la loi du 22 germinal an XI : qu'il est certain, en effet, que le mot *façon* n'était point inscrit sur les étiquettes ni sur les flacons, mais figurait sur les factures destinées aux pharmaciens qui demandaient, dans leurs commandes, de la magnésie façon Henry ;

« *En ce qui concerne les actes de concurrence déloyale dont se plaint Henry et qui lui auraient causé préjudice :*

« Attendu que le fait, qui n'est point du reste imputable à la société défenderesse, de renfermer de la magnésie calcinée dans des flacons de même forme que ceux d'Henry, portant en relief les mêmes indications, sauf une ; d'apposer sur ces flacons une étiquette en langue anglaise identique ; de surmonter le goulot des flacons d'une bande imprimée simulant à s'y méprendre le timbre que le gouvernement anglais fait apposer sur les produits pharmaceutiques ; de plier ces flacons dans un prospectus imprimé aussi en langue anglaise et reproduisant celui dont Henry entoure ses flacons, avec indication, au verso, pour augmenter la crédulité de l'acheteur, des noms de tous les correspondants de la maison Henry ; d'envelopper, enfin, le tout dans un papier de même couleur, constitue, au plus haut degré, un acte de concurrence déloyale des moins déguisés et de nature à nuire aux intérêts du demandeur en diminuant la vente de ses produits ;

« Que la société défenderesse, en vendant un produit imitant servilement le produit du demandeur, n'a pu, un seul instant, s'abuser sur la part qu'elle prenait, quelque minime qu'elle fût, aux agissements du fabricant de qui elle recevait les flacons de magnésie ; qu'il est certain qu'elle a, volontairement et en connaissance de cause, facilité au fabricant du produit frauduleusement imité son acte de concurrence déloyale, en acceptant de vendre le dit produit ;

« *En ce qui concerne le montant des dommages-intérêts à allouer au demandeur :*

« Attendu que le chiffre des dommages-intérêts par lui réclamé est exagéré ; qu'il ne justifie point, en effet, d'un préjudice matériel considérable ; qu'il y a donc lieu de condamner seulement la société D... et Cie à lui payer la somme de 200 francs à titre de dommages-intérêts ;

« *En ce qui touche l'insertion demandée, à titre de dommages-intérêts, du présent jugement dans un ou plusieurs journaux :*

« Que les circonstances de la cause ne comportent point une semblable réparation ; qu'il n'y a lieu, dès lors, de l'accorder ;

« Par ces motifs,

« Déclare Henry mal fondé dans son action, en tant qu'elle concerne D... pris en son nom personnel ;

« Sans s'arrêter, ni avoir égard aux fins de non-recevoir de la société D... et Cie, dit que la marque de fabrique *Henry's calcined Magnesia* est la propriété exclusive d'Henry ;

« Condamne la société D... et Cie à payer à Henry la somme de 200 francs à titre de dommages-intérêts, pour réparation du préjudice qu'elle lui a causé en vendant des produits renfermés dans des flacons dont l'habillage et le conditionnement reproduisaient servilement ceux destinés à recevoir ses propres produits et revêtus de sa marque contrefaite ;

« Dit n'y avoir lieu d'ordonner, à titre de supplément de dommages-intérêts, l'insertion du présent jugement ;

« Condamne la société D... et Cie aux dépens. »

TRIBUNAL CIVIL DE LA SEINE (30 juillet 1901).

« Attendu qu'à la suite d'une poursuite en contrefaçon de marque de fabrique dirigée par Lebrun contre X..., il intervint entre les parties une transaction aux termes de laquelle X... s'engageait à payer à Lebrun la somme de 150 francs et à ne plus employer, sur ses produits, la dénomination *Coricide ;*

« Attendu que X... demande aujourd'hui la rescision de cette convention pour cause d'erreur;

« Attendu que le litige qui divisait les parties concernait la propriété de la marque de fabrique *Coricide;*

« Que X..., trompé par les affirmations et les productions de pièces de Lebrun, a cru que celui-ci était propriétaire de la marque de fabrique qu'il revendiquait, et a été persuadé qu'il avait commis un délit en faisant usage de cette marque, contrairement aux dispositions de la loi du 23 juin 1857;

« Attendu que c'est sous l'empire de cette conviction et pour échapper aux conséquences de ce délit qu'il croyait avoir commis, que X... a consenti une transaction avec Lebrun;

« Attendu qu'il résulte des documents versés aux débats et notamment des procédures suivies devant les tribunaux de Cognac, d'Angoulême et d'Orléans contre d'autres prétendus contrefacteurs, que, bien antérieurement aux dépôts effectués par Lebrun, il était fait usage, dans la pharmacie, de la dénomination *Coricide* pour désigner un topique contre les cors aux pieds;

« Attendu que les déclarations des témoins entendus à Béziers, avec pièces justificatives à l'appui de leurs dépositions, ne laissent aucun doute à cet égard, et que les témoins entendus, tant à Angoulême qu'à Orléans, établissent que, depuis trente ans, il était fait usage, dans le commerce, de la dénomination *Coricide* ;

« Attendu qu'à la vérité, le dépôt d'une marque n'est que déclaratif de propriété, et qu'indépendamment du dépôt, Lebrun pourrait, s'il justifiait avoir fait, avant tous autres, par lui ou par ses auteurs, un usage commercial de la marque *Coricide*, en revendiquer la propriété exclusive, mais qu'il n'apporte, à cet égard, aucune justification ;

« Qu'il n'a même pas tenté de faire cette preuve devant les diverses juridictions où il était demandeur comme partie civile, et où il a succombé sur sa demande ;

« Qu'il résulte de ce qui précède que la marque *Coricide*, employée commercialement depuis longtemps par divers pharmaciens, et sans qu'aucun d'eux ait jamais songé à s'en réserver le monopole exclusif, était tombée au domaine public ;

« Qu'en conséquence, X... pouvait en faire usage sans contrevenir aux dispositions de la loi du 23 juin 1857 ;

« Attendu qu'en transigeant avec Lebrun, X... avait pour but d'échapper aux conséquences d'un délit pour lequel il était poursuivi ;

« Que c'était l'existence même de ce délit qui servait de base à la transaction ;

« Attendu que l'absence de tout délit ci-dessus établie fait disparaître l'objet direct et essentiel de la contestation ; que, par conséquent, la transaction doit être annulée par application de l'article 2053 du Code civil ;

« Par ces motifs, dit que Lebrun n'a actuellement et n'avait, au moment de la transaction, aucun droit privatif sur la marque *Coricide* ; annule la transaction du 4 octobre 1887 ; condamne Lebrun à restituer à X... la somme de 150 francs. »

COUR DE CASSATION (Chambre des requêtes)
(30 octobre 1901).

La Cour suprême a enfin rendu l'arrêt suivant (*Dalloz*, 1902, 1. 32) :

« La Cour,

« Sur la première branche du moyen unique :

« Attendu que Juppet a déposé, le 4 novembre 1890, au greffe du tribunal de commerce de Lyon, pour distinguer les vins fins de sa fabrication, une marque consistant dans la dénomination « Saint-« Raphaël-Quinquina au vieux vin de Grenache » ; que l'arrêt constate que Juppet a fait un usage ininterrompu de cette marque et a ainsi sur elle un droit exclusif ;

« Attendu que, le 28 décembre 1894, les sieurs Voisin déposèrent au greffe du tribunal de commerce d'Agde une marque de fabrique portant la dénomination de « Saint-Marcel-Quinquina au vieux vin de Grenache » et que, le 13 novembre 1895, la même marque fut déposée au greffe du tribunal de commerce de la Seine, par Robert et Mila qui étaient à Paris les principaux acheteurs du vin des sieurs Voisin, et leurs correspondants ;

« Attendu que l'arrêt de la Cour de Paris (31 octobre 1899), qui examine d'ailleurs en détail les éléments des diverses marques et leur mode d'emploi, constate une similitude de consonnance et d'aspect, de nature à tromper l'oreille et le regard, et déclare qu'il suffit de rapprocher les étiquettes du Saint-Marcel-Quinquina de celles de Juppet pour constater des ressemblances qui ne peuvent être le résultat d'une rencontre fortuite, et ont été manifestement voulues et calculées dans le but illicite de produire la confusion entre les marques; qu'il ajoute que la seconde marque Saint-Marcel-Quinquina, déposée en 1895, n'est qu'une imitation, encore plus servile que la première, de celle de Juppet et devait faciliter davantage le succès de la concurrence déloyale ;

« Attendu qu'en reconnaissant ainsi, dans les marques Saint-Marcel-Quinquina, une imitation frauduleuse de la marque Saint-Raphaël-Quinquina de Juppet, l'arrêt attaqué n'a fait qu'une appréciation qui rentrait dans ses pouvoirs souverains, qui échappe au contrôle de la Cour de cassation et qui justifie la décision attaquée ;

« Par ces motifs, rejette le pourvoi. »

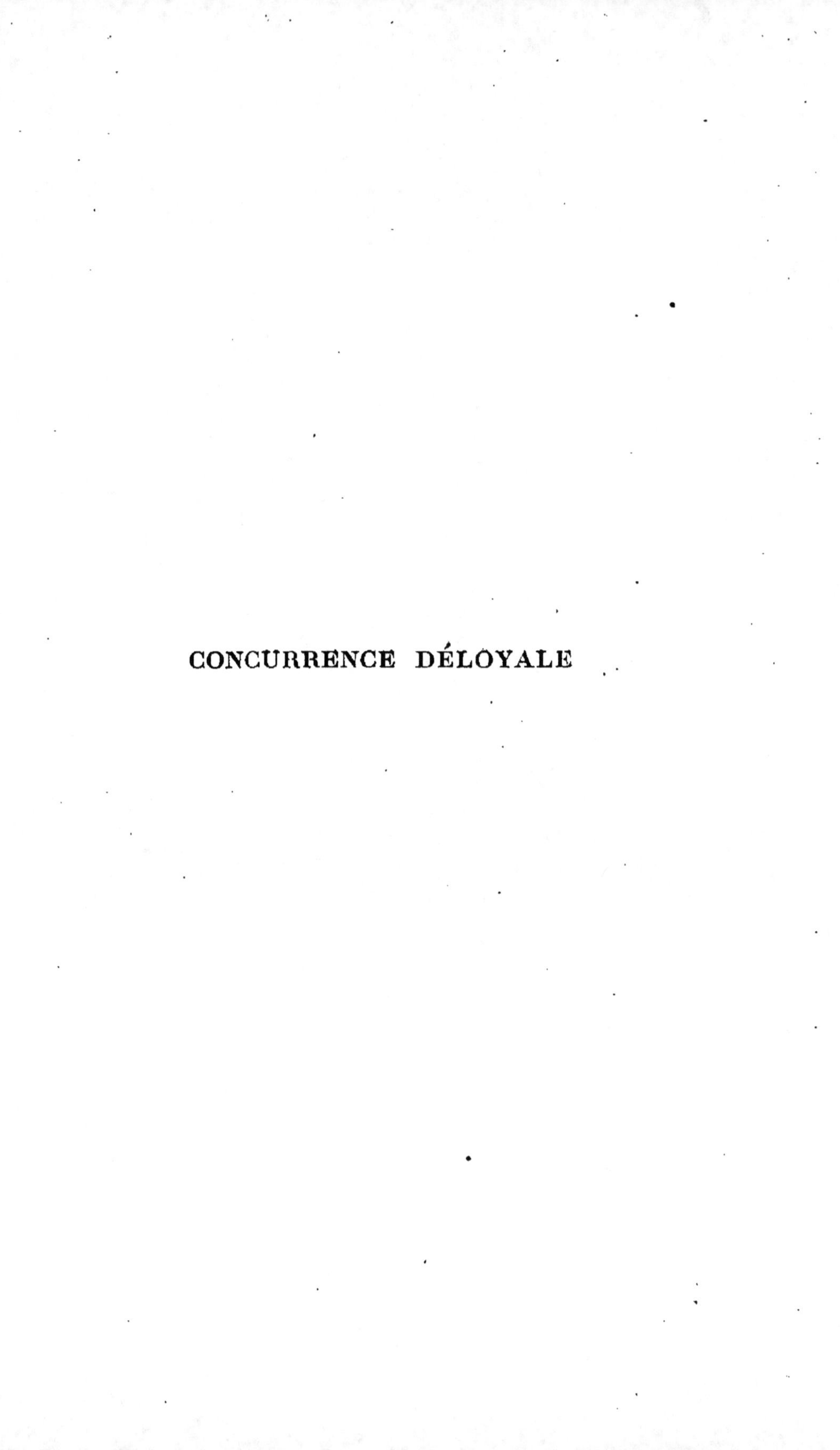

CONCURRENCE DÉLOYALE

CONCURRENCE DÉLOYALE

L'article 1382 du Code civil porte : « Tout fait quelconque de l'homme qui cause à autrui un dommage, oblige celui par la faute duquel il est arrivé à le réparer. »

C'est en vertu de ce principe que peuvent être réprimés les faits de concurrence déloyale ; ils sont, d'ailleurs, de nature très différente suivant les cas.

CONFUSION ENTRE LES PRODUITS

La **forme** et la **couleur d'un produit**, lorsque cette forme ou cette couleur est nouvelle en pharmacie, peut ne pas constituer une marque de fabrique véritable, susceptible d'être déposée, et cependant n'être point susceptible d'usurpation par les autres pharmaciens ; elle peut faire l'objet d'une jouissance exclusive à laquelle d'autres commerçants ne peuvent porter atteinte volontairement, sans violer les règles de bonne foi qui doivent régner dans le commerce, et sans commettre un acte de concurrence déloyale (V. C. Paris, 2 juin 1854: Journal *Le Droit* du 6 juin).

Il a été jugé aussi qu'il y a concurrence déloyale à composer l'**enveloppe de ses produits**, soit par la forme, soit par la couleur ou la dimension, de façon à établir une similitude aussi complète que possible avec les enveloppes d'un concurrent (Paris, 10 décembre 1856: *Pataille*, 57-123), et qu'il y a concurrence déloyale de la part d'un pharmacien à adopter, pour la vente d'un sirop, **des bouteilles, cachets, et modes de bouchage semblables** à ceux adoptés par l'inventeur même (1) du sirop, en vue d'établir une confusion entre les deux produits; la concurrence déloyale est encore aggravée par le fait d'**envoyer des circulaires** dans lesquelles ledit pharmacien annonce **qu'il y a lieu de se défier** de toute préparation ne portant pas sa signature, comme s'il était lui-même l'inventeur (Paris, 17 août 1855: cité par ALLART: *De la pharmacie au point de vue de la propriété industrielle*, p. 198).

(1) Voir la dernière partie du jugement du tribunal d'Angoulême, du 4 janvier 1899, reproduit dans le dernier chapitre.

*
* *

Y a-t-il concurrence déloyale lorsque le pharmacien, à qui un client demande un produit déterminé, fournit un produit similaire, fabriqué par lui, ou détenu par lui tel qu'il l'a reçu du droguiste? Il faut, semble-t-il, répondre affirmativement si le pharmacien a désigné verbalement le médicament ainsi vendu sous le nom de l'inventeur ou sous une dénomination qui ne lui appartient pas (ALLART, *loc. cit.* p. 199); il en est tout autrement si c'est du consentement du client que le pharmacien a vendu un produit autre que celui que ce client demandait. (Nous avons examiné, plus haut, ce cas intéressant à un autre point de vue.)

*
* *

On peut faire la même interrogation, et la même solution s'impose, lorsque, à une personne qui lui demande un produit déterminé, le pharmacien remet un produit similaire d'un autre inventeur ou, s'il s'agit d'eaux minérales, d'un autre établissement.

En ce qui concerne spécialement les eaux minérales, la Cour de cassation a été saisie d'une question qui n'est pas sans intéresser les pharmaciens, au même titre que les épiciers et dépositaires d'eaux minérales. Cette Cour a confirmé, par un rejet du pourvoi (Cass. requêtes, 12 décembre 1898) un arrêt de la Cour de Lyon du 26 janvier 1897, ainsi conçu :

« Considérant que d'un procès-verbal de constat dressé le 8 juillet 1895 à la requête de la Compagnie fermière de l'établissement thermal de Vichy par l'huissier Raffin résultent les faits suivants: l'huissier Raffin s'étant transporté chez le sieur Varinard, épicier à Lyon, a constaté *qu'au devant du magasin était apposé un tableau portant une inscription ainsi conçue :* « *Dépôt des eaux minérales de Vals, Vichy, Saint-Galmier, Couzan* ». Étant rentré dans le magasin, il a demandé à acheter une bouteille d'eau de Vichy; immédiatement une femme préposée à la vente lui a demandé : « Quelle source voulez-vous ? Nous avons des sources Larbaud-Saint-Yorre à 0 fr. 50 ; des source Guerrier à 0 fr. 30 ; des sources Lavergne à 0 fr. 25. » « Sur ma réponse, ajoute l'hussier, de me donner de l'eau de Vichy, peu importe la source, il m'a été servi une Larbaud-Saint-Yorre et une Guerrier. » Après quoi, avec l'assistance du commissaire de police, l'huissier a procédé à une description et à une saisie par échantillons des bouteilles trouvées dans le magasin ;

« Considérant que la Compagnie prétend qu'il y

a, dans le fait ainsi rapporté, un acte de concurrence déloyale, tout au moins illicite, par le motif qu'il serait contraire aux prescriptions d'un jugement rendu par le tribunal civil de la Seine, le 8 mai 1894, entre elle et les différents propriétaires de sources du bassin de Vichy, lequel jugement est passé en force de chose jugée ; et que, par la décision dont est appel, le tribunal de commerce de Lyon, tout en reconnaissant l'entière bonne foi de Varinard, a admis la prétention de la Compagnie ;

« Considérant que le jugement du tribunal de la Seine sur lequel est fondé cette prétention ne contient que des prescriptions relatives aux étiquettes et aux capsules des bouteilles ; que le dispositif est, en effet, conçu dans des termes qui ne laissent, à cet égard, place à aucun doute et que la Compagnie l'a elle-même reconnu dans les significations qu'elle a faites de ce jugement aux marchands d'eaux minérales, puisqu'elle y déclare uniquement que les propriétaires dénommés dans ce jugement ont été condamnés à modifier les étiquettes de leurs bouteilles et se borne à faire défense auxdits marchands de mettre en vente des bouteilles portant des étiquettes qui ne seraient en tous points conformes aux prescriptions édictées par ce jugement ;

« Considérant que, pour soutenir que Varinard, qui a livré à l'huissier des bouteilles dont les étiquettes étaient conformes à ces prescriptions, les a méconnues, en annonçant dans un tableau qu'il avait de l'eau de Vichy en dépôt et en livrant deux bouteilles d'eau qui était de l'eau de Saint-Yorre près Vichy ou du bassin de Vichy, au lieu d'être de l'eau de la Compagnie fermière, alors que l'acheteur refusait d'indiquer la source qu'il préférait, il faudrait ajouter aux termes du jugement et en méconnaître le but; que ce but a été, en effet, de protéger uniquement les marques de la Compagnie fermière de Vichy contre les imitations dont elle avait été l'objet, de permettre à l'acheteur de ne pas confondre les produits des sources de Vichy appartenant à la Compagnie fermière et à l'État avec ceux des sources similaires du bassin de Vichy;

« Considérant, enfin, que *l'on ne saurait proscrire comme un acte de concurrence déloyale illicite, l'emploi de la qualification d'eau de Vichy, dans le langage usuel entre le consommateur et le débitant, alors que le premier a toutes facilités de distinguer les eaux de la compagnie des autres, au moment où le débitant lui présente les bouteilles ;* que la compagnie est d'autant plus mal venue à contester cette pratique qu'elle s'y livre elle-même, ainsi qu'il en a été justifié par procès-verbaux de constat, en vendant, lorsqu'on lui demande de l'eau de Vichy à bon marché ou sans désignation de source, des eaux du bassin de Vichy, la source Larbaud ou autres de Saint-Yorre ainsi que le fait Varinard ;

« Déboute la Compagnie, etc...

« Faisant droit à la demande reconventionnelle de Varinard, la condamne à lui payer 300 francs à titre de dommages-intérêts, et autorise au même titre le sieur Varinard à faire insérer *in extenso* le présent arrêt dans trois journaux de Lyon à son choix et aux frais de la Compagnie, le coût de chaque insertion ne devant pas excéder 300 francs. »

CONFUSION ENTRE LES ENSEIGNES DES PHARMACIES

Il peut y avoir concurrence déloyale dans le fait de prendre, comme enseigne, une **désignation déjà employée** par un autre pharmacien d'une même localité, ou même une désignation offrant **trop d'analogies** avec celle de cet autre pharmacien.

ALLART (p. 201) indique qu'il a été jugé qu'il y a concurrence déloyale de la part du pharmacien qui, exploitant une officine sous le nom de *Pharmacie rationnelle*, ajoute plus tard à ce nom les mots *centrale de France*, alors qu'un concurrent est en possession de la dénomination

Pharmacie centrale de France (trib. comm. Seine 24 juillet 1857 : *Pataille*, 58.125) ; qu'il y a concurrence déloyale à prendre une désignation telle que : *London Dispensary*, déjà adoptée par un concurrent, comme aussi à s'annoncer comme étant *pharmacien de l'ambassade anglaise*, titre qui appartient à ce concurrent (Paris, 20 juin 1859 : journal *Le Droit*, n° 150) ; que le mot *normale*, ajouté comme qualificatif à une pharmacie, ne peut être revendiqué par cette pharmacie comme sa propriété particulière et exclusive, alors qu'il est justifié qu'un autre établissement portait antérieurement ce titre (Paris, 15 mai 1877 : *Gazette des tribunaux* du 26 juin).

Il a été jugé aussi qu'il y a confusion possible entre deux enseignes dont l'une est : *Au mortier d'or*, et l'autre : *Au mortier d'or et de bronze* (Paris, 27 avril 1833 ; *Gazette des tribunaux*, 28 avril).

Il y a aurait concurrence déloyale dans le fait, pour un pharmacien qui vient s'installer dans un immeuble occupé jadis par un autre pharmacien, de prendre l'enseigne de ce dernier contre son gré. En effet, l'enseigne ne saurait être incorporée à l'immeuble, et le propriétaire de cet immeuble ne pourrait la céder au nouveau pharmacien (pas plus que celui-ci ne pourrait s'en servir) s'il n'y a été autorisé par le propriétaire de l'enseigne.

*
* *

Nous donnons, enfin, les termes d'un jugement du tribunal civil de Bonneville (29 novembre 1899) qui statue dans un cas analogue de concurrence déloyale :

« Attendu qu'il résulte des documents du procès que le sieur Castellan, pharmacien à Chamonix, fait figurer, depuis le mois de juin dernier, sur les volets extérieurs de sa pharmacie, une inscription en langue anglaise, par laquelle il se fait connaître au public comme étant *pharmacien de première classe;* que la façon dont le volet double est disposé et l'inscription mise ne fait aucun doute sur son intention de faire croire au public qu'il a un titre de pharmacien de première classe, alors qu'il n'est que pharmacien de deuxième classe ;

« Attendu que, par cette manœuvre, il fait impression sur l'acheteur et lui inspire une confiance particulière, au détriment du demandeur, qui est pharmacien de première classe ;

« Attendu que Castellan a ainsi commis un fait de concurrence déloyale qui a causé des dommages au sieur Baldy-Coulomb, et qu'il en doit réparation ;

« Attendu qu'il doit, en outre, être tenu, sous une contrainte pécuniaire, à faire disparaître cette inscription ;

« Attendu que le tribunal a dans la cause des éléments suffisants pour fixer à 100 francs le dommage causé jusqu'ici ;

« Attendu qu'il n'est nullement démontré qu'en inscrivant sur la devanture de sa pharmacie les mots: *English chemist*, le sieur Baldy-Coulomb ait commis un fait de concurrence déloyale au préjudice du sieur Castellan, ces impressions ne signifiant pas qu'il ait un diplôme de chimiste anglais, mais signifiant communément qu'il vend des produits anglais ;

« Attendu que la demande reconventionnelle de dommages de Castellan est, en conséquence, mal fondée ;

« Par ces motifs,

« En rejetant comme mal fondées toutes conclusions et exceptions du sieur Castellan, dont il est débouté, dit que le sieur Castellan a commis un fait de concurrence déloyale au préjudice du sieur Baldy-Coulomb, en apposant, sur le volet extérieur de la porte d'entrée de sa pharmacie, une inscription faisant croire au public qu'il est *pharmacien de première classe*, alors qu'il n'est que pharmacien de deuxième classe ;

« Dit, en conséquence, que Castellan est tenu, dans les cinq jours de la signification du jugement, de faire disparaître de ladite inscription les mots *First class chemist*, à peine de 5 francs de dommages-intérêts par chaque jour de retard pendant deux mois, passé lequel temps il sera statué à nouveau, et, pour le préjudice causé dès la sommation à lui faite le 22 juin dernier, le condamne à payer à Baldy-Coulomb la somme de 100 francs ;

« Le condamne en outre aux dépens. »

Castellan ayant interjeté appel de cette sentence, la Cour de Chambéry a rendu, le 21 mai 1900, l'arrêt confirmatif suivant :

« Attendu que Baldy-Coulomb, qui est pharmacien de première classe, s'étant établi à Chamonix et ayant indiqué son titre sur son enseigne, Castellan, pharmacien au même lieu, a placé sur la sienne une inscription en langue anglaise, se développant sur les volets de la devanture, de façon à ne laisser souvent voir par le public que ces mots : *First class english chemist ;* que, quelle que soit la signification de ces mots, au point de vue strictement scientifique, leur signification courante à Chamonix, où une grande partie de la population comprend l'anglais usuel, y équivaut à celle de *pharmacien de première classe ;* qu'il est certain ainsi que l'inscription incriminée a été placée par Castellan, qui n'a qu'un diplôme de 2ᵉ classe, dans le but de s'attribuer un titre égal à celui du pharmacien qui s'établissait après lui à Chamonix ; qu'en agissant de la sorte, il a, comme le tribunal l'a déclaré,

commis un acte de concurrence déloyale portant
préjudice au demandeur;

« Attendu que le tribunal a condamné Castellan
à 100 francs de dommages-intérêts, à faire disparaître de son enseigne, dans les cinq jours de la
signification du jugement, les mots : *First class
english chemist*, à peine de 5 francs de dommages-
intérêts par jour de retard et durant deux mois,
passé lequel temps il serait statué à nouveau, que
l'intimé conclut à ce que cette contrainte soit confirmée et à ce que les dommages-intérêts soient
élevés à 1.500 francs;

« Attendu que le temps qui s'est écoulé depuis le
jugement est la saison d'hiver à Chamonix, période
durant laquelle l'affluence des visiteurs est peu
considérable et que la condamnation à 100 francs
pour les dommages-intérêts paraît constituer une
condamnation suffisante pour tous ceux éprouvés
ou à éprouver jusqu'à la prononciation de l'arrêt
et à l'expiration des cinq jours qui suivront sa
signification ; mais qu'il y a lieu de maintenir la
contrainte pécuniaire fixée par le tribunal et à partir
de ce dernier délai;

« Attendu, toutefois, que le préjudice éprouvé
par le demandeur résulte surtout de l'inscription
des mots : *first class;* qu'il suffira qu'ils dispa-
raissent de l'enseigne, sans que Castellan doive
supprimer ceux-ci : *english chemist,* que l'in-

timé a, du reste, également placés sur sa propre enseigne ;

« Par ces motifs et ceux des premiers juges que la Cour adopte,

« Déclare Castellan non fondé en son appel du jugement du tribunal de Bonneville du 29 novembre 1899 et l'en déboute ; confirme ledit jugement en ce sens que Castellan n'aura à faire disparaître de son enseigne que ces mots : *first class ;* dit que cette suppression devra être opérée dans les cinq jours qui suivront la signification du présent arrêt sous peine de 5 francs de dommages-intérêts en faveur de l'intimé pour chaque jour de retard, à partir de ce délai, et durant deux mois, passé lequel temps il sera statué à nouveau. »

CONFUSION ENTRE LES PERSONNALITÉS
DES PHARMACIENS

Cette confusion peut se manifester par l'adjonction au nom d'un pharmacien des mots : « Successeur de... », « Ancien élève de... », « Gendre, neveu, cousin de... »

Est-elle condamnable ?

Écartons d'abord la difficulté, apparente seulement, qui peut résulter de l'emploi de ces derniers mots, « gendre, neveu, cousin de... ». Comme ceux qui les emploieraient n'auraient aucune raison, d'ordre commercial ou scientifique, à invoquer pour les maintenir, il est bien évident qu'ils ne peuvent qu'attirer sur eux-mêmes la risée du public, et donner au nom dont ils se servent une publicité de mauvais aloi : le propriétaire de ce nom a incontestablement le droit de faire cesser cette publicité.

En ce qui concerne l'expression « Successeur de... », il est non moins évident que le pharmacien peut s'en servir librement lorsqu'il est, en effet, le successeur de celui dont il indique le nom, et que, dans le contrat de cession, son prédécesseur ne lui a pas formellement dénié ce droit. (V. ALLART, p. 243 et les autorités citées).

Pour l'usage du terme « Ancien élève de... », la question est beaucoup plus délicate, et nous ne sommes pas de l'avis de ceux qui la solutionnent dans tous les cas par l'affirmative ou par la négative : il faut, croyons-nous, tenir compte des espèces. ALLART (p. 209) expose ainsi les deux théories contraires : « D'un côté, on fait valoir qu'il est impossible d'interdire à un industriel quelconque d'annoncer sa qualité d'ancien élève, ce qui serait lui défendre de déclarer la vérité ; on ajoute qu'une semblable prohibition le dépouillerait d'un avantage sérieux sur lequel il a compté en faisant son apprentissage et son éducation industrielle chez un patron renommé, auquel il a donné son travail et

quelquefois son argent. — On répond, d'autre part,
que l'emploi de la qualité « d'ancien élève » porte
atteinte à la propriété de nom, dont nul n'a droit
de se servir sans le consentement du propriétaire.
Or, celui-ci a un double intérêt à empêcher ses
anciens élèves de se prévaloir de son nom : d'abord
il peut lui être pénible et même préjudiciable de
voir des élèves inintelligents compromettre la bonne
réputation du maître ; ensuite, il est à craindre
que la clientèle n'abandonne le patron, et surtout
son successeur, pour aller à l'ancien élève, qui peu
à peu sera considéré comme le véritable représentant de la maison. »

ALLART ajoute que l'élève en pharmacie ne se
trouve point dans la situation de l'apprenti ou de
l'élève de certains industriels, initiés aux procédés
et aux secrets de la fabrication, à prix d'argent, ou
tout au moins moyennant le travail qu'ils donnent
gratuitement : cet apprenti, cet élève, achète le
droit de se prévaloir plus tard du titre d'ancien
élève ; tandis que l'élève en pharmacie reçoit presque toujours le salaire de son travail, et que ce
sont bien moins les procédés en usage dans telle
ou telle officine que la connaissance de la pharmacie en général qu'il recherche et qu'il veut
acquérir. De là, ALLART conclut que le pharmacien ne peut se prévaloir du titre d'ancien élève
d'un autre pharmacien, parce que la vraie raison

qui le ferait agir serait le désir de faire concurrence à cet autre pharmacien.

Sans doute, cette conclusion s'imposerait si l'ancien élève venait s'installer à proximité de son ancien patron, ou s'il résultait de circonstances déterminées qu'il a voulu faire une concurrence à ce dernier, ou même qu'il lui a fait une concurrence dommageable sans le vouloir. Mais de là à émettre un principe absolu, il y a loin. Comment pourrait-on refuser à un pharmacien allant s'installer à l'étranger, aux colonies, en province, ou même dans la banlieue de Paris, le droit de se dire l'élève de telle personnalité parisienne dont la science en pharmacie et en chimie est universellement réputée (s'il a été réellement son élève, bien entendu)? — C'est, nous dit-on, la connaissance de la pharmacie en général que recherche l'élève, bien plus que les procédés de l'officine.

Ceci est incontestable, car souvent les procédés sont inséparables de la connaissance de la pharmacie. Mais, l'allégation fût-elle vraie, pourquoi en tirer une déduction aussi étrange? La science du maître n'est-elle donc pour rien dans l'éducation pharmaceutique de l'élève? Pourrait-on refuser à un jeune artiste le droit de se dire l'élève de tel peintre, sous le prétexte qu'il aurait une « manière » toute différente que celle de celui-ci, et que, par conséquent, n'ayant pas emprunté les procédés de son maître, il n'a recherché dans ses leçons que des conseils sur l'art en général ?

Cette distinction est inadmissible, et il y a lieu, suivant nous, de permettre à un pharmacien de rappeler au public qu'il a été l'élève de tel ou tel autre pharmacien, *pourvu qu'il ne cause aucun préjudice à ce dernier.*

EXERCICE ILLÉGAL DE LA PHARMACIE

EXERCICE ILLÉGAL DE LA PHARMACIE

I. — *Épiciers et droguistes.*

La loi du 21 germinal an XI (article 33) est formelle à leur égard : « Les épiciers et droguistes ne pourront vendre aucune composition ou préparation pharmaceutique sous peine de 500 francs d'amende. » — « Ils pourront continuer de faire le commerce en gros des drogues simples, sans pouvoir néanmoins en débiter aucune au poids médicinal. »

Expliquons ces dispositions légales : Il est bien évident, tout d'abord, que lorsqu'on parle d'épiciers et de droguistes, on parle, d'une façon générale, de toute personne quelconque qui vend une préparation ou composition pharmaceutique. En effet, les professions de droguiste et d'épicier ne sont point des professions fermées. Donc, disons, d'une façon générale, qu'il **est interdit à toute personne qui n'est pas pharmacien de débiter les drogues au poids médicinal.**

Que doit-on entendre par ces expressions : *poids médicinal ?*

La Cour de cassation (26 juillet 1873, *P.* 1874, 66) a répondu : « Il y a vente au poids médicinal toutes les fois qu'il y a débit en vue d'un emploi curatif nettement caractérisé et démontré par les circonstances. »

Cette définition, qui a mis fin à bien des controverses entre les divers Cours et tribunaux, demande quelques explications. — Si l'épicier ou le droguiste vend des substances qui ne peuvent pas être considérées comme des médicaments, il ne peut y avoir place à un emploi curatif possible, et il leur est loisible de vendre ces substances comme ils l'entendent. — Si les substances vendues sont, au contraire, des médicaments, des substances qui ne peuvent être employées que dans un but curatif, les épiciers droguistes n'auront pas le droit de les détailler et de les vendre à chaque acheteur pour son usage particulier.

Mais si la substance comporte non seulement un usage thérapeutique, mais aussi des applications hygiéniques, alimentaires et même industrielles (comme l'*huile de foie de morue,* par exemple), dans ce cas les juges seront souverains appréciateurs, et décideront si, oui ou non, il y a eu débit en vue d'un emploi curatif.

La question s'est précisément posée, devant la

Cour de cassation, à propos de l'*huile de foie de morue* (20 mars 1897) et la Cour a décidé que, dans les circonstances de la cause, la vente d'un litre d'huile de foie de morue, par un épicier, ne tombait pas sous le coup de la loi. — Même solution pour la vente en gros d'une *mixture d'alcool camphré* (Cass., requêtes, 22 mars 1897).

A propos d'autres substances, des décisions judiciaires ont décidé que la vente par les épiciers ou droguistes était libre :

La *farine de graine de lin* et la *farine de graine de moutarde* (Amiens, 21 novembre 1874) notamment. Les juges ont pensé, en effet, que, à supposer que ces farines pussent être considérées comme des drogues simples, la vente qu'en feraient les épiciers et droguistes, en quelque proportion que ce fût, ne tomberait pas sous l'application de la loi de germinal parce que, ces sortes de substances n'étant jamais dosées dans la pratique de la médecine, il ne saurait y avoir, en ce qui les concerne, de poids médicinal.

De même pour le *baume de copahu* (Paris, 20 août 1830), le *kina Tarascon* (Cass., 4 février et 5 avril 1889), l'*eau de mélisse des Carmes* (Cass., 8 mai 1868), la *pâte de réglisse* (même additionnée de sucre, gomme ou fécule) (Rouen, 27 avril 1876), les *tablettes pectorales de tolu* (Cass., 24 décembre 1842), les *capillaires, eaux dentifrices* ou *de toilette, anti-cors* (1) (Paris, 24 juillet et 30 septembre 1829 ; Metz, 14 février 1857), le *baume sédatif Chantard*, le *thé citronnelle*, la *graine de lin Tarin*, qui ont fait l'objet d'un arrêt de la Cour de Dijon (*Gazette des tribunaux* du 3 décembre 1879). A propos de l'*eau de mélisse des Carmes*, notamment, la Cour de cassation, dans l'arrêt dont nous venons d'indiquer la date, déclare que ce produit ne pouvait être considéré comme une préparation phar-

(1) Nous empruntons au *Répertoire de pharmacie* de Crinon le texte du dernier jugement rendu, à notre connaissance, en matière d'anti-cors ; les termes en sont intéressants à consulter :

Le tribunal d'Étampes était saisi d'une poursuite exercée par la Société des pharmaciens de Seine-et-Oise contre le sieur Victorieux, fabricant d'un topique contre les cors, formé de collodion salicylé, et le sieur Pasquier, qui vendait ce produit à Étampes. L'affaire est venue, le 3 avril 1900, devant le tribunal d'Étampes, qui a rendu le jugement suivant :

« Attendu que M. Rabot, agissant en qualité de président de la Société des pharmaciens de Seine-et-Oise, a assigné Pasquier et Victorieux devant le tribunal correctionnel d'Étampes pour s'entendre condamner chacun à un franc de dommages-intérêts et voir ordonner l'insertion du jugement à intervenir dans dix journaux au choix du demandeur, sauf au ministère public à requérir comme il aviserait ;

« Que, pour justifier cette demande, Rabot prétend que Victorieux aurait fabriqué et que Pasquier aurait mis en vente un produit dénommé *Coricide Victorieux*, et que tous deux auraient ainsi commis le délit d'exercice illégal de la pharmacie et celui de mise en vente de remède secret ;

« Attendu que, si les défenseurs ne contestent pas les faits

maceutique, par cela seul qu'il était administré, dans quelques circonstances, comme un médicament.

Beaucoup plus récemment (18 juin 1896), la Cour de cassation a décidé que la *saccharine*, produit dérivé de la houille, est une substance sucrante et par suite antiseptique, dont l'emploi unique consiste à donner la saveur du sucre aux aliments et médicaments, mais qui n'a pas de propriétés et une

allégués de fabrication et de mise en vente du coricide Victorieux, ils soutiennent que, s'agissant d'une sorte de pommade comme celles que débitent journellement les pédicures, ce produit ne constitue pas un médicament ; qu'il n'est qu'un émollient destiné à faire disparaître l'épaisseur cornée que laisse souvent sur le pied le frottement d'une chaussure étroite ; que, dès lors, la poursuite exercée contre eux n'est pas fondée ;

« Attendu que le ministère public a déclaré s'en rapporter à justice ;

. « Attendu qu'il est constant que le produit incriminé, appelé *Spécifique Victorieux*, n'est offert au public et mis en vente qu'accompagné d'une instruction imprimée qui en fait connaître l'emploi et qui indique nettement que son but unique est d'attendrir le cor, pour permettre de le détacher ensuite avec l'ongle ; qu'il en résulte que ledit spécifique ne doit pas être appliqué sur une partie vive de l'individu, mais, exclusivement sur une sorte de peau morte, substance inerte dont il aiderait à débarrasser le pied ; qu'il s'ensuit que son action aurait à peu près le même effet que les opérations ordinaires des pédicures, dont la profession est libre et n'a jamais été déclarée illicite ;

« Attendu que l'exercice illégal de la pharmacie et la vente des remèdes secrets ne peuvent être reprochés qu'à ceux qui

utilité curatives ; elle doit donc être, dit l'arrêt, considérée comme n'étant pas un médicament dont la préparation et la vente appartiennent exclusivement aux pharmaciens. Il en est ainsi quelle que soit la forme sous laquelle ce produit est mis en vente et vendu, et il importe peu qu'à la saccharine se trouve mélangée une autre substance (spécialement le bicarbonate de soude), si ce mélange n'a pour objet que de rendre la saccharine plus soluble

fabriquent et mettent en vente, dans les conditions prévues par les lois et règlements, des médicaments ou remèdes destinés à agir sur les parties vives du corps humain ;

« Attendu, en effet, que, si l'on se reporte aux textes qui régissent encore la matière, on voit que la déclaration du 25 avril 1777, article 6, ne prohibe que la vente des compositions et préparations entrant au corps humain, lesquelles sont seules considérées par ce texte, aussi bien que par la loi du 21 germinal an XI, comme étant des médicaments ;

« Que le décret du 18 avril 1810 concernant les remèdes secrets ne s'applique lui-même qu'à ce qui constitue des médicaments, c'est-à-dire à des choses qui, par leur absorption, sont de nature à agir sur l'organisme ; qu'au surplus, il paraît certain que, si la vente des préparations ou compositions visées par la déclaration de 1777, c'est-à-dire des remèdes ou médicaments, a été interdite à toute personne non munie d'un diplôme de pharmacien, c'est uniquement parce que l'usage qu'on doit en faire peut être nuisible à la santé, ce qui prouve une fois de plus que les textes susvisés ne sont pas applicables aux choses qui, n'étant pas absorbées d'une façon quelconque par le corps humain, ne peuvent avoir sur lui aucun effet nocif ;

« Attendu, enfin, que, à raison des pénalités relativement sévères qui y sont attachées, les dispositions légales suset de permettre de la préparer sous forme de pastilles (arrêt précité, *Dalloz*, 1897, 1.471).

Il faut encore citer un arrêt de la Cour de Riom, du 6 août 1890 (*Gazette des tribunaux* du 15 novembre 1890) qui a son importance à cet égard.

Il y est dit: « La *teinture d'iode*, qui est vendue par les drogueries dans l'état où elle est livrée par l'industrie ne tombe pas, par elle-même, et bien qu'elle se prête à un emploi médicinal, sous l'in-

rappelées doivent être appliquées seulement dans la stricte limite où paraît s'être placé le législateur, alors surtout qu'elles sont invoquées, non dans l'intérêt de la santé publique, mais en vue de protéger un monopole, c'est-à-dire une restriction de la liberté du commerce et de l'industrie ;

« Attendu que, dans l'espèce, il résulte manifestement de ce qui a été dit plus haut que l'emploi du produit incriminé, tel qu'il est indiqué par l'instruction qui y est jointe, ne peut avoir aucune action sur l'organisme, puisqu'il ne doit être en contact avec aucune des parties vives du corps humain ; que son innocuité est donc évidente ;

« Attendu, d'autre part, qu'il résulte de l'analyse à laquelle il a été procédé que le spécifique Victorieux ne contient aucune des substances vénéneuses dont la vente est interdite à tous ceux qui ne sont pas pharmaciens ;

« Que, dès lors, et sans qu'il soit utile de rechercher si, comme le soutiennent les défendeurs, les cors aux pieds ne sont pas une véritable maladie, il y a lieu de décider que le produit sus-dénommé ne constitue pas un médicament proprement dit, ni un remède secret, et que, par suite, la demande de Rabot ès qualité ne doit pas être accueillie ;

« Par ces motifs, déclare Rabot mal fondé dans ses demande, fins et conclusions ; l'en déboute et le condamne aux dépens. »

terdiction prévue par la loi du 21 germinal an XI (article 33, § 1). Son débit ne devient une contravention punie par le paragraphe 2 dudit article que s'il ressort des circonstances de la cause qu'elle a été livrée à titre de drogue médicinale et dans un but curatif, et non comme une substance comportant un emploi industriel. »

Par contre, un produit offert au public comme efficace contre des maladies déterminées (par exemple pour le pansement des plaies et ulcérations de diverse nature) constitue une substance pharmaceutique qui ne peut être vendue que par un pharmacien. (Ainsi jugé, le 29 décembre 1886 par la Cour de Paris, — *Gazette des tribunaux* du 2 janvier 1887, — pour *l'eau de l'Aurore* préparée par M. Michaud; et le 11 mai 1901 par le tribunal de la Seine, — *Répertoire de pharmacie,* 1901, p. 476, — pour une préparation destinée à guérir certaines maladies du cuir chevelu : cette préparation contenait, dans la proportion d'un centième, de l'acide salicylique.)

Citons enfin deux décisions, l'une du tribunal correctionnel de Reims (16 juillet 1898) condamnant un épicier reconnu coupable d'avoir vendu du *vin de quinquina phosphaté*, et l'autre du tribunal du Havre (13 septembre 1901) condamnant également un épicier pour vente de *vin de quinquina phosphaté de la Grande Trappe* et comme s'étant rendu coupable, par ce fait, de vente de « compositions pharmaceutiques ». (V. *Répertoire de pharmacie de Crinon*, 1901, p. 511.)

*
* *

Si la vente au poids médicinal est interdite aux épiciers, il leur est défendu également de détenir des substances médicamenteuses déjà dosées au poids médicinal (Cass., 3 avril 1862, *P.*, 1862, 1134). Et ce raisonnement s'appliquera aussi aux droguistes : si ceux-ci ont le droit de débiter en gros des drogues simples, il ne leur serait pas permis de fabriquer des capsules contenant une drogue simple pour les vendre même en gros ; en effet, dans ce cas, ils empiéteraient sur le monopole des pharmaciens et se livreraient vraiment à une préparation et à une vente au poids médicinal (Briand et Chaudé, 10ᵉ édition, t. II, p. 736).

*
* *

Nous connaissons maintenant la situation des épiciers et droguistes au point de vue des compositions ou préparations pharmaceutiques : il leur est défendu, sous peine de 500 francs d'amende, d'en vendre d'aucune sorte. — Nous savons aussi la peine qu'ils encourent s'ils débitent des drogues simples au poids médicinal : la loi de germinal (article 36), combinée avec la loi du 29 pluviôse an XIII, édicte une amende de 25 à 600 francs, et, en outre, en cas de récidive, un emprisonnement de trois jours à dix jours. — Nous rappelons, enfin, qu'il leur est interdit de vendre les substances vénéneuses pour l'usage de la médecine, et nous avons donné, en étudiant la législation sur ces substances, le tableau de celles qui, légalement, sont considérées comme vénéneuses. A leur égard, il ne peut y avoir de doute ; les épiciers et les droguistes peuvent les détenir, au même titre que les pharmaciens, en faisant une déclaration préalable au maire de leur commune, et en tenant le registre spécial exigé par la loi du 29 octobre 1846, mais ils ne peuvent les vendre pour l'usage de la médecine sous peine de 100 à 3.000 francs d'amende, et de six jours à deux mois de prison (sauf admission de circonstances atténuantes). Il leur est même absolument interdit de vendre, même pour d'autres usages que la médecine, de l'acide arsénieux.

Un dernier mot à ce sujet : s'il est défendu aux droguistes et aux épiciers de vendre, pour l'usage de la médecine, un certain nombre de drogues vénéneuses, il est évident qu'ils ont le droit de vendre, même pour l'usage de la médecine (mais non au poids médicinal, bien entendu), toutes les autres substances qui ne sont pas classées au tableau spécial des substances. vénéneuses : l'ordonnance du 20 septembre 1820 donne une longue énumération des substances médicamenteuses qu'ils peuvent détenir, et qui ne les exposent à d'autres désagréments qu'à des visites administratives de surveillance.

Il y a, parmi ces substances dont la loi permet le commerce aux épiciers et droguistes (même pour l'usage de la médecine), toute une série de plantes médicinales. Pour celles-là, par conséquent, le pharmacien et l'herboriste doivent subir leur concurrence. Mais, pour les autres plantes médicinales, il est bon de rappeler les termes de l'article 37 de la loi de germinal : « Nul ne pourra vendre, à l'avenir, des plantes ou des parties de plantes médicinales indigènes, fraîches ou sèches... » sans avoir subi les examens d'herboriste ; bien que cette disposition de loi semble dénuée de sanction pénale, il appartient aux pharmaciens de poursuivre (devant la. juridiction civile) les épiciers qui leur causeraient un préjudice en vendant des plantes médicinales autres que l'ammi, le berberis, la coriandre, l'euphorbe, le fenouil, la fleur d'arnica, la fleur de camomille, l'opoponax, la racine de pyrèthre, et les quelques autres plantes énoncées dans le tableau annexé à l'ordonnance du 20 septembre 1820.

*
* *

Les épiciers et droguistes sont assujettis, comme les pharmaciens, à la visite des inspecteurs de la pharmacie. Mais les épiciers n'ont à payer le droit de visite (4 francs) que s'ils détiennent des substances médicamenteuses. Ajoutons immédiatement qu'ils ne peuvent se refuser à subir la visite, sous prétexte qu'ils n'auraient en magasin aucune drogue. Il est bien évident que le devoir des inspecteurs est de s'assurer qu'ils n'en détiennent réellement pas ; et leur refus de laisser opérer les inspecteurs serait d'autant moins admissible que, en vertu des prescriptions de l'autorité administrative (circulaire ministérielle du 24 avril 1859), les inspecteurs doivent mettre à profit leurs tournées pour vérifier la qualité des substances alimentaires tenues par les épiciers et droguistes, et pour éclairer, sur ce point, les autorités appelées à constater les contraventions ou à en poursuivre les auteurs. Au surplus, l'existence d'une seule substance médicamenteuse chez eux suffit à leur faire payer le droit de visite (Cass., 26 juillet 1873, *P.*, 1874, 65).

*
* *

Pour les épiciers et droguistes, comme pour les pharmaciens, il peut y avoir, à côté des visites annuelles des inspecteurs de la pharmacie des visites opérées par le commissaire de police (seul ou assisté d'un médecin) pour constater la présence des produits falsifiés ou corrompus, et contrôler l'observation de la loi en ce qui concerne les substances vénéneuses. Nous renvoyons, sur ces points, aux explications que nous avons données à propos des pharmaciens.

II. — *Charlatans, bateleurs, dentistes de foire ; autres débitants du même ordre opérant sur les places publiques et marchés.*

Tous ces gens faisaient, autrefois, une concurrence déloyale et dommageable aux pharmaciens. Ils tombent, encore aujourd'hui, sous le coup de la loi du 29 pulviôse an XIII (amende de 25 à 600 francs, et, en cas de récidive, trois jours au moins et dix jours au plus d'emprisonnement).

La disposition prohibitive qui les intéresse est ainsi conçue (article 36 de la loi de germinal an XI) : « Tout débit au poids médicinal, toute distribution de drogues et préparations médicamenteuses sur des théâtres ou étalages, dans les places publiques, foires et marchés, toute annonce et affiche imprimée qui indiquerait des remèdes secrets sous quelque dénomination qu'ils soient présentés, sont sévèrement prohibés. »

III. — *Médecins.*

Le principe est que les médecins n'ont pas le droit de débiter des médicaments.

Exception est faite à ce principe par l'article 27 de la loi de germinal : « Les officiers de santé établis dans les bourgs, villages ou communes où il n'y aurait pas de pharmaciens ayant officine ouverte, pourront..... fournir des médicaments simples ou composés aux personnes près desquelles ils seront appelés, mais sans avoir le droit de tenir une officine ouverte. »

L'intérêt des malades a commandé cette exception ; mais il s'agit de bien la préciser et de ne point l'étendre outre mesure, comme il faut bien se garder de l'entendre trop étroitement.

Ainsi, on doit décider que **le médecin qui peut délivrer des médicaments parce qu'il n'existe pas de pharmacie ouverte dans la commune** peut en vendre **à ses malades**, mais **non au premier venu;** la loi dit, en effet, que, dans ce cas particulier, les officiers de santé peuvent fournir des médicaments aux personnes « près desquelles ils seront appelés ».

Autre point : le médecin **ne pourra avoir une officine ouverte,** mais il est certain qu'il pourra mettre ses médicaments dans un endroit déterminé de sa maison et même (comme cela a été déjà jugé une fois) **dans une dépendance d'un magasin exploité par une personne de sa famille** (Cass., 23 août 1861, *P.*, 62. 980).

Autre cas : lorsqu'un médecin habite une commune où il n'y a point de pharmacien, la loi est formelle : le médecin a le droit de fournir des médicaments à ses malades ; mais s'il est appelé **hors de sa commune,** dans une localité **qui ne possède pas de pharmacien,** le droit qu'il avait dans sa propre commune n'est pas éteint par cela seul qu'il s'est déplacé ; **il pourra évidemment fournir les médicaments** (Paris, 27 août 1868, *P.*, 1868. 1005).

Prenons l'hypothèse opposée. Il y a un pharmacien au lieu où le médecin a son domicile ? Pas de doute, dans ce cas, pour les malades qui habitent ,a commune ; le médecin n'a le droit de leur débiter aucun médicament, puisqu'ils ont à leur disposition l'officine du pharmacien. — Mais si ce médecin est appelé dans une commune voisine où il n'y a pas de pharmacien ? Le bon sens semblerait indiquer que le médecin a la liberté de fournir les médicaments. Mais le bon sens peut ne pas s'accorder avec l'interprétation stricte de la loi ; et la Cour de cassation, appelée à interpréter la loi, s'est vue dans l'obligation de défendre au médecin la vente des médicaments dans ce cas spécial. « En effet, a-t-elle dit, l'exception ne s'applique, d'après la teneur de la loi, qu'aux officiers de santé **établis** dans les bourgs, villages ou communes **où il n'y a pas de pharmacien** ayant officine ouverte, et cette exception est de droit étroit et ne peut recevoir **aucune extension** » (Cass., 16 octobre 1844, *P.*, 1845, 1.775).

Autre question intéressante : si le médecin ne peut pas délivrer (sauf l'exception ci-dessus) de médicaments à ses malades, ne peut-il pas, du moins, **les leur donner** ? La Cour de Poitiers (21 septembre 1879, *Gazette des tribunaux* du 22 janvier 1880) a répondu négativement. Il n'y a, a-t-elle dit, aucune distinction à faire entre le cas où le médecin a distribué gratuitement les remèdes et ceux où il en a reçu le prix. Le médecin, d'ailleurs, **commet la contravention même s'il a agi de bonne foi.**

Si le médecin ne peut vendre ou même donner des médicaments à ses malades, lorsqu'il existe un pharmacien dans la commune, il y a pourtant un cas où, suivant nous, il pourra le faire sans violer la loi. Le voici : supposons une ville où se trouvent un, deux, trois, quatre pharmaciens ; mais, soit par mauvaise volonté (très condamnable d'ailleurs) (1), soit par scrupule excessif, **les pharmaciens se refusent à exécuter l'ordonnance du médecin ?** Dans cette hypothèse, nous n'hésitons pas à dire que le médecin pourra lui-même délivrer le médicament. Cela est implicitement écrit dans un arrêt de la Cour de cassation (toutes chambres réunies) du 4 mars 1858 (*P.*, 58. 770).

Enfin, il y a une hypothèse où nous pensons également que le médecin aura le droit de délivrer les médicaments nécessaires au malade : c'est en cas d'**extrême urgence** ; il serait absurde d'exiger que le médecin, chez lequel on transporte un blessé gravement atteint, prenne le temps d'aller chercher chez le pharmacien les drogues nécessaires au pansement, s'il possède ces drogues chez lui. — C'est ce qui a été décidé, le 25 mai 1900, par la Cour de Toulouse (confirmant un jugement du tribunal de Saint-Girons, qui condamnait, d'autre part, le médecin en cause, en vertu des principes plus haut rapportés). Voici cet arrêt, tel qu'il est reproduit par le *Répertoire de pharmacie* de CRINON (1900, p. 415) :

« Attendu que, parmi les témoins entendus par le tribunal correctionnel de Saint-Girons, il en est

---

(1) Si le pharmacien est de mauvaise foi, sa responsabilité civile, et même pénale, peut être en jeu.

quelques-uns qui déposent des faits qui ne constituent pas, à la charge du sieur Degeilh, le délit d'exercice illégal de la pharmacie ; que le sixième témoin, Anné Pujol, raconte qu'un de ses enfants ayant fait une chute, l'inculpé lui fit des sutures à la peau du crâne et qu'il les recouvrit d'une poudre très odorante qu'il avait envoyé chercher chez lui ; que le huitième témoin, Garrabé Catherine, rapporte également que, sa mère ayant une hémorragie nasale, l'inculpé, appelé en toute hâte, arrêta cette hémorragie en tamponnant les narines avec du coton trempé dans un liquide qu'il avait apporté lui-même ;

« Attendu qu'on ne saurait contester au médecin le droit d'avoir à sa disposition les drogues ou médicaments nécessaires pour procéder à des pansements urgents et que les deux faits ci-dessus seraient insuffisants pour constituer l'exercice illégal de la pharmacie ;

« Mais attendu que d'autres témoins, contre lesquels on n'a articulé aucun reproche légal, racontent que le sieur Degeilh leur a vendu des drogues qui étaient destinées à être prises par eux à titre curatif et que ces faits ont été retenus justement par le tribunal comme constituant la contravention ;

« Attendu que l'article 27 de la loi du 21 germinal an XI autorise les médecins établis dans les communes où il n'y aurait pas de pharmacien à fournir des médicaments à leurs malades, mais que cette exception est de droit étroit et qu'il a été jugé que le médecin résidant dans une commune où il existe un pharmacien ne peut débiter des remèdes à ceux de ses malades qui seraient habitants d'une autre commune où il n'y aurait pas de pharmacien (Orléans, 27 février 1840 ; Cass., 16 octobre 1844) ;

« Attendu que les faits relevés à la charge de Degeilh sont prévus et punis par l'article 6 de la déclaration du roi du 25 avril 1777 ; que cette déclaration n'a été abrogée par la loi de l'an XI que dans les points sur lesquels celle-ci a statué à nouveau (Cass., 12 décembre 1873) et que le tribunal a fait une exacte application de la loi ;

« Par ces motifs et ceux des premiers juges qui ne sont pas contraires au présent,

« Confirme le jugement rendu le 9 mars 1900, par le tribunal correctionnel de Saint-Girons, qui condamne Degeilh en 500 francs d'amende et en 2.000 francs de dommages-intérêts envers Simonin, lequel sortira son plein et entier effet ;

« Condame Degeilh en tous les dépens, etc. »

*
* *

Un mot pour terminer ce qui touche aux médecins. La Cour de cassation a décidé (4 mars 1858)

que l'interdiction, pour le médecin, de délivrer des remèdes, s'étendait aux médecins homœopathes. Ceux-ci avaient prétendu, en effet, que les médicaments qu'ils prescrivaient ne pouvaient être bien préparés que dans les pharmacies spéciales, fort rares en province, et ils faisaient venir les médicaments en question de certains grands centres, pour les délivrer eux-mêmes ensuite à leurs malades. Cette manière de violer la loi a été condamnée, ainsi que nous venons de le dire.

IV. — *Vétérinaires.*

Les vétérinaires ont le droit de **composer** et de **vendre** toutes les préparations pharmaceutiques, inscrites ou non au Codex, et destinées à la médication des **animaux** confiés à leurs soins. Ceci exclut, bien entendu, la vente de médicaments pour un usage autre que la médecine vétérinaire (Cass., 28 août 1865, *P.*, 66. 1108). Nous rappelons aussi qu'ils ne peuvent ni détenir des **substances vénéneuses**, ni en faire emploi dans leurs médicaments. Chaque fois qu'ils doivent administrer aux animaux qu'ils soignent un médicament contenant une substance vénéneuse, c'est au pharmacien seul qu'ils doivent confier la confection de ce médicament ; et encore ne peuvent-ils ordonner de l'acide arsénieux qui, comme nous l'avons vu plus haut, fait l'objet d'une prescription spéciale de la loi.

V. — *Établissements hospitaliers. — Sœurs de charité.*

Les établissements hospitaliers (hôpitaux et hospices) et les sœurs de charité peuvent-ils délivrer des médicaments, en dehors de l'établissement, pour les malades extérieurs ?

En ce qui touche les sœurs de charité, les dispositions légales qui défendent à toutes personnes non munies d'un diplôme de pharmacien de préparer, mettre en vente, vendre, débiter ou distribuer des remèdes ou médicaments composés, sont applicables aux sœurs qui, sous l'empire de sentiments d'humanité, distribueraient gratuitement ces médicaments ; Cass. 11 août 1838 (*Sirey*, 1838, 1. 993), 18 juillet 1845 (*Sirey*, 1845, 1. 863), 7 novembre 1889 (*Gazette des tribunaux* 23 novembre 1889); C. Rouen, 9 février 1889 ; C. de Grenoble, 27 juillet 1889 ; C. Caen, 21 août 1890 (*Gazette des tribunaux*, 23 août 1890); C. Orléans, 12 février 1894 (*Gazette des tribunaux*, 2 mars 1894). Voici l'une des décisions judiciaires les plus récentes rendues à cet égard ; elle émane de la Cour d'Orléans (6 juillet 1897) :

« La Cour, — statuant en vertu d'un arrêt de la Cour de cassation du 13 mars 1897, annulant une décision de la Cour de Paris du 22 décembre 1896 qui infirmait un jugement du tribunal correctionnel de Joigny du 4 novembre précédent, condamnant la sœur E... à 500 francs d'amende, avec sursis à l'application de la peine ;

« Attendu qu'il résulte des débats et des explications de la prévenue devant le tribunal correctionnel qu'elle a, en 1896, à C..., sans être munie d'un diplôme de pharmacien, débité ou distribué des remèdes tels que de l'huile de ricin, de l'eau sédative et de l'eau phéniquée ;

« Attendu que si l'huile de ricin est un remède simple qui pouvait être licitement distribué, il en est autrement de l'eau sédative et de l'eau phéniquée, qui constituent des remèdes composés dont la distribution est interdite par les lois et règlements ; que la circonstance que ces remèdes ont été fournis gratuitement et par esprit de bienfaisance ne saurait faire disparaître le délit... »

On peut en déduire ce principe : **toute personne autre qu'un pharmacien ne peut, même dans un but charitable, délivrer des remèdes composés** ; elle peut, au contraire, délivrer des remèdes simples.

On peut tirer un autre principe d'un arrêt de la Cour de cassation (20 mars 1897) : c'est que l'interdiction de distribuer des médicaments autres que des remèdes simples est si rigoureuse à l'égard de *toute personne* qui n'est pas pharmacien, que cette distribution est punie par la loi, **même si les drogues ont été préparées par des pharmaciens.**

Toutefois, il est bien entendu que, pour les sœurs de charité notamment, il ne faut pas exagérer le sens restrictif du terme « remèdes simples ».

La Cour de cassation (14 août 1863, 17 avril 1848, 16 février 1878 ; *Dalloz*, 78. 1. 282) a décidé implicitement qu'elles avaient le droit de préparer des « tisanes, potions huileuses, potions simples, loochs simples, cataplasmes, fomentations, médecines et autres médicaments semblables, dont la préparation n'exige pas des connaissances pharmaceutiques bien étendues ». — En ce faisant, la Cour de cassation a adopté la théorie exprimée dans l'instruction de l'École de médecine du 9 pluviôse an X. qui, tout en autorisant les sœurs de charité à préparer les médicaments dont nous venons de donner l'énumération, interdit à ces mêmes personnes « de s'occuper des médicaments officinaux, tels que les sirops composés, les pilules, les électuaires, les sels, les emplâtres, les extraits, les liqueurs alcooliques, et généralement tous ceux dont la bonne préparation est subordonnée à l'emploi de manipulations compliquées ».

VI. — *Distillateurs.*

Les distillateurs sont, tout aussi bien que les pharmaciens, **tenus de se conformer aux formules de préparation et de fabrication détaillées au Codex.**

Spécialement, fait remarquer Dubrac dans son *Traité de législation de la pharmacie*, il y a contravention à l'arrêt de règlement du 23 juillet 1748, de la part du distillateur qui est trouvé détenteur de sirops de gomme préparés avec des substances qui, selon les prescriptions du Codex, ne devaient pas entrer dans leur composition. Le sirop de gomme constitue, en effet, une préparation pharmaceutique par sa nature, sa propriété hygiénique et l'emploi auquel il est destiné dans les usages ordinaires. Il n'est pas permis au distillateur plus qu'au pharmacien de substituer dans la fabrication de ce sirop, et autres analogues, le sucre de pomme de terre ou la glucose, au sucre pur, sans qu'il y ait besoin de rechercher si le sirop ainsi préparé est ou non nuisible à la santé (Cass., 7 février et 25 juillet 1851, *P.*, 1852, 1.319).

VII. — *Bandagistes-orthopédistes.*

Nous dégagerons les principes de l'une des dernières décisions judiciaires rendues en la matière
(Cour d'Aix, 21 janvier 1897, *Dalloz*, 1897, 2.160).

**Les objets de pansement, imprégnés de
substances médicamenteuses** comme l'acide
borique, le phénol, l'iode, l'iodoforme et l'iodol,
spécialement la gaze à l'iodol, la gaze phéniquée, la
gaze au sublimé, le coton boriqué, le coton iodé, le
coton au sublimé, constituent non pas de simples
préparations hygiéniques, mais de véritables médicaments, dont la vente ne doit pas être absolument
libre, et que **les pharmaciens seuls ont le droit
de préparer, de doser et de délivrer au
public.**

Il en est de même des **préparations antiseptiques employées comme agents curatifs,** telles
que la ouate-charpie boriquée avec 10 p. 100 d'acide
borique, la gaze phéniquée avec 10 p. 100 de
phénol, la ouate-charpie et la gaze au sublimé avec
10 p. 100 de sublimé corrosif, la ouate-charpie à

l'iodoforme avec 10 p. 100 d'iodoforme, et la gaze iodoformée avec 30 p. 100.

Cette interdiction de vendre ces produits, pour d'autres que pour des pharmaciens, existe même lorsque les préparations ne figurent pas au Codex (les gazes ci-dessus énumérées sont au supplément du Codex 1855, p. 76 et suivantes).

Dans l'espèce qui occupait la Cour d'Aix, c'est un bandagiste-orthopédiste qui a été condamné à cinq cents francs d'amende pour avoir, en vendant ces préparations, exercé illégalement la pharmacie.

VIII. — *Parfumeurs et coiffeurs.*

Il existe de nombreux produits pour la toilette dans la composition desquels entrent des éléments toxiques.

Il y a là une grave question d'hygiène que nous ne faisons que signaler, en ajoutant qu'elle a été traitée maintes fois. (Elle a fait notamment l'objet d'un avis très motivé du Conseil d'hygiène — Chatin, rapporteur — à la séance du 25 novembre 1881 ; nous renvoyons aussi à l'étude qu'en fait Dupuy dans son traité de pharmacie (pages 166 et suivantes.)

IX. — *Élèves non diplômés.*

Nous avons eu l'occasion de dire combien il était
dangereux pour un élève non encore reçu d'acheter
une officine. Au point de vue civil, le contrat est
nul dans son principe et les difficultés qui naissent
pour son exécution démontrent chaque année que
la mauvaise foi préside trop souvent à ces cessions
illégales qui peuvent causer la ruine de l'imprudent
acheteur. Au point de vue pénal, l'élève tombe
incontestablement sous le coup de la loi ; il n'a
aucunement le droit de se substituer à un diplômé.

X. — *Pharmaciens.*

Les pharmaciens, eux-mêmes, peuvent se rendre coupables, comme complices, du délit d'exercice illégal de la pharmacie.

C'est ainsi que, le 26 mars 1891, le tribunal de Caen (1) a prononcé une condamnation contre un pharmacien de cette ville qui avait vendu à une épicière de Luc-sur-Mer des médicaments qu'il savait devoir être revendus par elle.

Plus récemment, le 28 octobre 1896, le tribunal de Saint-Nazaire (2) a condamné un pharmacien de Nantes qui, lui aussi, avait vendu à une personne non munie du diplôme de pharmacien des médicaments qu'elle revendait au public.

Enfin, le tribunal correctionnel de Marennes (Charente-Inférieure) a rendu, le 29 juillet 1901, un jugement qui, s'il n'est pas réformé par la Cour d'appel, restera, en cette matière, le document le

(1) Rapporté dans le *Répertoire de pharmacie* de Crinon (1891, p. 288).

(2) Rapporté dans le *Répertoire de pharmacie* (1897, p. 231).

plus intéressant de la jurisprudence; nous en reproduisons les termes d'après le *Répertoire de pharmacie* de CRINON (1901, p. 514 et s.) :

« Attendu que les femmes Bertot, Charlupin, Imbourg, Martin et Dubois, la demoiselle Brille, les sieurs Guillot, Rousseau et Garnier sont inculpés d'avoir, dans l'arrondissement de Marennes, depuis moins de trois ans, vendu des compositions ou préparations pharmaceutiques entrantes au corps humain sous forme de médicaments et débité des drogues simples au poids médicinal;

« Attendu que les sieurs Alezard Camille et Berthereau, pharmaciens, sont inculpés, dans les mêmes circonstances de temps et de lieu, de s'être rendus complices des délits ci-dessus spécifiés et relevés contre les sus-nommés, et ce, en leur procurant sciemment les moyens servant à la perpétration desdits délits, lesquels sont prévus et réprimés par les articles 5 et 6 de la déclaration du 25 avril 1777, 23 et 25 de la loi du 21 germinal an XI;

« Attendu, en ce qui concerne la femme Charlupin, que celle-ci, quoique régulièrement citée, ne se présente pas; qu'il y a lieu, en conséquence, de prononcer défaut contre elle et de dire qu'il sera passé outre aux débats;

« Attendu qu'on a trouvé en la possession de cette femme, placés dans une vitrine spéciale de son épicerie, 2 litres d'huile de foie de morue, 1 bouteille d'huile de ricin, de la teinture d'iode, de l'antipyrine, des thapsias, des vésicatoires, de la quinine, de l'acide borique, de l'extrait de quinquina, etc. ; qu'interrogée par la gendarmerie, cette femme a reconnu qu'elle tenait un dépôt de médicaments et que, quand quelqu'un en avait besoin et venait en chercher, elle leur en vendait, ajoutant qu'elle ne gagnait presque rien ;

« Attendu que, si, plus tard, ladite dame Charlupin est revenue sur ses premières déclarations, la preuve de sa culpabilité n'en résulte pas moins et de la découverte dans une vitrine spéciale des médicaments susmentionnés, médicaments qui ne pouvaient être à son usage personnel, et d'une facture trouvée en sa possession, datée du 18 janvier 1900, émanant de la pharmacie Alezard et sur laquelle on lit entre autres : « 3 flacons sel purgatif « homme, 0 fr. 75 ; 3 flacons sel purgatif femme, « 0 fr. 80 ; 2 flacons huile de ricin de 45 grammes ; « 2 flacons huile de ricin de 30 grammes » ; qu'il n'est pas douteux qu'il s'agit là de médicaments au poids médicinal et destinés à être vendus ; qu'il suit donc que ladite dame a bien commis le délit qui lui est reproché ;

« Attendu, en ce qui concerne la femme Imbourg, que celle-ci reconnaît qu'elle a cédé à plusieurs reprises, à prix coûtant, de la quinine, de l'antipyrine, de l'huile de ricin, de l'arnica, du sulfate de quinine et de l'éther sulfurique ; qu'il résulte des dires des témoins femme Joyé et femme Jarry qu'elle a vendu, au cours de l'année 1900, à la première de l'huile de ricin, pour 0·fr. 30, et à la seconde des paquets d'antipyrine, moyennant 0 fr. 20 ; que de plus, il a été trouvé à son domicile, renfermés dans un bocal, un certain nombre de médicaments ; que la culpabilité de ladite dame est donc indiscutable ;

« Attendu, en ce qui concerne la demoiselle Brille, qu'on a trouvé à son domicile 3 paquets de valérianate de quinine, 1 paquet de sulfate de quinine et 6 paquets d'antipyrine ; que la dite demoiselle reconnaît qu'en effet elle achetait ces médicaments chez n'importe quel pharmacien et qu'elle les revendait à qui venait lui en demander et qu'elle agissait ainsi depuis plusieurs années ; d'où il suit que le délit relevé contre ladite demoiselle est parfaitement établi ;

« Attendu, en ce qui concerne le sieur Guillot, que celui-ci reconnaît qu'il achetait à la pharmacie Alezard des paquets de quinine et d'antipyrine, qu'il revendait ensuite en prenant un petit bénéfice, et qu'il n'a cessé cette vente que quelques mois avant la fin de l'année 1900, et au moment même où il apprenait que des poursuites, pour des faits de même nature, étaient exercées dans l'arrondissement de Rochefort contre diverses personnes;

« Attendu que, de plus, Guillot ajoute que le sieur Alezard Camille lui avait dit de vendre ces paquets au prix où il les vendait lui-même; qu'il les lui cédait à un prix un peu réduit, et que la différence entre ces prix lui donnait un petit bénéfice; qu'il suit donc que le sieur Alezard, qui, sciemment livrait au sieur Guillot des médicaments pour être vendus, s'est rendu complice du délit commis par ledit Guillot, dont les dires à ce sujet sont confirmés par ceux du sieur Alezard Alphonse, frère de l'inculpé, qui reconnaît que, voyageant pour la maison de son frère, il a, en effet, proposé, il y a deux ans environ, audit Guillot de prendre, dans la pharmacie qu'il représentait, des médicaments qu'il revendrait ensuite;

« Attendu, en ce qui concerne la femme Bertot, qu'il a été trouvé par la gendarmerie, à son domicile, une quantité considérable de médicaments, entre autres : 18 fioles d'huile de ricin de 45 à 60 grammes, 1 fiole d'extrait pour préparer du quinquina, 6 petits paquets de sel purgatif et 18 paquets d'antipyrine; que la dite dame reconnaît avoir tenu, pour le sieur Alezard, un dépôt de médicaments, qu'elle revendait en prenant pour bénéfice la réduction qu'on lui faisait sur les prix indiqués au tarif; que les dires de l'inculpée sont, d'ailleurs, corroborés par ceux d'Alezard Alphonse, qui reconnaît avoir, étant voyageur pour cette pharmacie, pris chez ladite dame Bertot des commandes de médicaments qu'elle devait revendre dans les conditions sus-indiquées; que, de plus, ce témoin ajoute qu'une commande de ce genre a été prise par lui en août ou septembre 1899, c'est-à-dire positivement à la date où Alezard Camille s'est associé au sieur Berthereau et à une date où, comme conséquence de ce contrat d'association, le sieur Berthereau s'occupait exclusivement de la pharmacie, pendant qu'Alezard Camille s'occupait de la droguerie; qu'il suit donc, tant des aveux de la dite dame Bertot que des dires du témoin Alezard Alphonse, que Alezard Camille et son associé Berthereau se sont rendus complices du délit commis par cette dame en lui fournissant sciemment des médicaments destinés à être revendus; que Berthereau prétend qu'Alphonse Alezard avait quitté la maison de pharmacie dans le mois d'avril 1900, mais que ce fait est contredit formellement par Alphonse Alezard et n'est appuyé d'aucune justification;

« Attendu, en ce qui concerne les inculpés Rousseau, Garnier, femme Dubois et femme Martin, que ceux-ci reconnaissent parfaitement avoir remis des médicaments à un certain nombre de personnes, mais prétendent qu'ils étaient seulement les pré-

posés de la pharmacie Alezard et Berthereau et
qu'il s'agit là, non de débits de médicaments, mais
bien de bureaux de commandes pour ladite pharmacie ; que, de leur côté, les prévenus Alezard et
Berthereau, soutenant les dires des inculpés ci-
dessus dénommés, prétendent que cette organisation est licite et ne tombe pas sous l'application
des textes visés par la prévention ;

« Attendu qu'il n'est pas douteux, et cela résulte
clairement des termes d'un arrêt de la Cour de
cassation du 5 juillet 1900, que la loi du 21 germinal an XI n'a jamais défendu à un pharmacien de
recevoir d'une autre localité des ordonnances qu'il
remplit à son officine, pour ensuite expédier les
médicaments, scellés et spécialisés en un paquet au
nom du client, mais qu'il n'en est pas ainsi dans
l'espèce et qu'il est établi qu'il s'agit là, non pas de
bureaux de commandes, mais de véritables succursales de la pharmacie Alezard et Berthereau, et en
effet :

« 1° En ce qui concerne Rousseau, il résulte de
l'instruction et des débats que la majeure partie des
gens qui venaient lui acheter des médicaments lui
faisaient cette commande sans même savoir si l'on
ferait venir ces médicaments de la pharmacie Alezard
et Berthereau ou d'une autre pharmacie ; que
quelques-uns d'entre eux, et notamment un sieur
Chauvet, lui demandant de l'huile de foie de morue,

fut servi de suite; qu'il en a été de même de la nommée Lydie Renault, femme Printemps, qui, sans commande préalable, a reçu de Rousseau un flacon de teinture d'iode et un paquet de sel de magnésie; que, de plus, la presque unanimité des témoins entendus à l'instruction viennent affirmer que les médicaments que Rousseau leur remettait n'étaient pas ficelés, cachetés et ne portaient pas leurs noms; enfin, que c'était, non pas à Alezard et Berthereau qu'ils payaient les médicaments en question, mais bien à Rousseau, et, si un doute pouvait subsister, il suffit de prendre connaissance de nombreuses factures saisies à son domicile, où, sans désignation de personnes, la pharmacie Alezard et Berthereau porte au compte de Rousseau les médicaments qu'il a fait venir et doit vendre pour son compte, et le fait est si vrai que, dans une facture du 22 avril 1900, on lit : « Un flacon Créno-fer Mouquet (à vendre le « prix marqué) 5 francs »; et les ventes faites par Rousseau étaient si bien pour son compte et en dehors de la pharmacie que, dans une lettre du 22 décembre 1900, la maison Alezard-Berthereau lui écrit : « Nous vous adressons inclus la facture « totale de M. Fesseau, à La Dresserie; nous n'y « faisons figurer que les articles *pris directement* « *chez nous; le reste vous regarde* »;

« 2° En ce qui concerne le sieur Garnier, on voit que les choses se passent exactement dans les

mêmes conditions; les gens viennent chez lui com-
mander des médicaments, sans se préoccuper de
chez qui viendra le médicament en question; c'est
à Garnier que l'on paie, et, lorsque le remède est
livré, il ne porte jamais ou presque jamais le nom
de la personne à laquelle il est destiné, et, de plus,
il a été trouvé, au domicile de l'inculpé, un cahier
qui établit clairement que c'était lui qui vendait
pour le compte de la maison Alezard et Berthereau,
et, en effet, on y voit cette mention : « Mois de
« mai 1900. Dossier de M. Alezard. Marchandises
« vendues », et au-dessous un nombre considérable
de médicaments avec leur prix payé, sans noms de
clients ; enfin, une lettre du 21 novembre 1900 de
la maison Alezard et Berthereau indique clairement
que cette maison lui fournissait des médicaments
qu'il revendait ensuite moyennant un bénéfice de
15 p. 100, comme il le reconnaît lui-même dans son
interrogatoire du 7 mars 1901 ;

« Cette lettre est ainsi conçue :

« Monsieur L. Garnier, à Chéray,

« Nous vous expédions, ce jour, six flacons
« Sedlitz granulé à 1 fr. 50. Les vins de quinquina
« sont partis le 17 courant. Nous craignons que
« vous n'ayez pas bien compris notre dernière
« lettre. Il ne nous est pas venu à la pensée que
« vous ne vouliez pas payer et nous sommes bien

« sûrs qu'il n'y aura pas la moindre difficulté entre
« nous. Malheureusement, notre comptable a fait
« deux valeurs sur vous, et il est de toute impor-
« tance que ces deux traites n'aient pas l'air de
« valeurs fictives. Nous vous prions donc de les
« accepter si la Société générale vous les faisait
« présenter à nouveau. Vous paieriez celle du
« 15 décembre comme il est entendu, et, si vous
« n'avez pas assez d'argent de rentré pour celle du
« 15 janvier, nous vous enverrons la différence en
« nous prévenant deux jours à l'avance. Cette date
« passée, nous ferons l'inventaire comme vous le
« désirez, et nous établirons un règlement de
« compte définitif. Il ne vous sera plus fait de
« traites. Nous comptons sur votre obligeance et
« vous prions d'agréer nos salutations empressées.

« *Signé :* ALEZARD et BERTHEREAU. »

« 3° En ce qui concerne la femme Dubois, celle-ci,
comme tous les autres co-prévenus, prétend qu'elle
gérait un bureau de commandes et ne faisait venir
de médicaments de la maison Alezard-Berthereau
que sur la demande expresse des clients ; que ces
commandes, elle les envoyait à la pharmacie en
question, avec les noms et les adresses des personnes qui commandaient, et que les remèdes lui
revenaient avec les noms et les adresses ; or, les
dires de l'inculpée sont démentis, d'abord par le

témoin Baudoy, qui affirme être allé chez cette
dame, qui lui a remis de suite un paquet d'antipyrine qu'il a payé 45 centimes ; qu'il résulte, de
plus, des déclarations mêmes de l'inculpée et des
dires du sieur Nadeau, qu'elle faisait venir très
souvent une caisse de remèdes de chez les sieurs
Alezard et Berthereau ; qu'il est établi qu'elle a agi
ainsi depuis plus de trois ans et qu'il n'est pas
douteux que, si elle eût tenu un bureau de commandes, comme elle le dit, alors surtout qu'elle
touchait elle-même l'argent, elle eût eu en sa
possession soit un registre à souches, soit une comptabilité quelconque, et la maison Alezard et Berthereau, si cette dame n'eût pas tenu un dépôt clan-
destin de pharmacie, n'eût pas manqué de présenter
un relevé de ses livres indiquant les dates et les
noms des clients qui avaient fait les commandes en
question et la nature de ces commandes ;

« 4° En ce qui concerne la dame Martin : qu'il est
établi et non méconnu par elle qu'elle a livré à de
nombreuses personnes des médicaments dont elle
touchait le prix et qu'elle faisait venir de la pharmacie Alezard et Berthereau, qui avait chez elle,
ainsi qu'elle le prétend, un bureau de commandes ;
mais qu'il résulte, tout au moins des dires de deux
témoins, Louise Rievie et femme Large, que les
médicaments qu'ils lui avaient commandés ne leur
ont été remis ni cachetés, ni ficelés et ne portaient

pas le nom des clients auxquels ils étaient destinés ; que, de plus, l'inculpée, quoiqu'elle soutienne qu'elle prenait note des commandes faites, des noms des clients, de leur adresse, reconnaît qu'elle les gardait au retour de la maison et ne les remettait pas aux clients, et ne peut, aujourd'hui, produire au tribunal aucune de ces notes ; que la maison Alezard elle-même, comme pour la femme Dubois, ne présente pas, ce qu'elle pourrait faire si le système soutenu était exact, un relevé de ses registres donnant les dates, les noms et les résidences des gens auxquels les médicaments en question auraient été envoyés par l'intermédiaire de l'inculpée ; qu'il n'est donc pas douteux qu'on se trouve, là encore, en présence d'un débit de médicaments tenu par la dame Martin, au su d'Alezard et Berthereau et de connivence avec eux ;

« Attendu qu'il résulte d'une façon indiscutable, de ce qui vient d'être dit, que les faits relevés à la charge d'Alezard, Berthereau, Rousseau, Garnier, la femme Dubois et la femme Martin ne peuvent être assimilés en aucune façon à ceux qui ont pour base l'arrêt de cassation du 5 juillet 1900 ; que, en effet, il s'agissait, dans l'espèce, d'un pharmacien qui avait, dans une maison autre que celle où se trouvait son officine, une boîte où l'on déposait les ordonnances médicales ; là, ses commis venaient les prendre, et on distribuait aux clients, sous plis cachetés et à leurs noms, c'est-à-dire dans des conditions telles que tout danger d'erreur était écarté, les médicaments préparés conformément à l'ordonnance ; mais qu'il est loin d'en être ainsi dans l'espèce présente, où aucune de ces précautions n'était prise et où l'on voit, en réalité, la pharmacie Alezard et Berthereau avoir, chez tous ces inculpés, sous l'étiquette de bureaux de commandes, de véritables succursales ; qu'il suit donc que la prévention est parfaitement établie contre lesdits inculpés ;

« Attendu, en ce qui concerne les médicaments débités par les inculpés, qu'il n'est pas douteux, et cela résulte tant des aveux des inculpés que des dires des témoins et des constatations de l'instruction, qu'il ne s'est jamais agi, dans l'espèce, de substances destinées à un usage industriel, mais bien soit de drogues simples débitées au poids médicinal, soit de véritables préparations pharmaceutiques ;

« Attendu, cependant, qu'il y a lieu de faire, entre les prévenus, une distinction en ce qui concerne l'application de la peine ; qu'il n'est pas douteux, en effet, que les sieurs Alezard et Berthereau, pharmaciens, ne peuvent ignorer la loi de germinal an XI ; que les autres prévenus, au contraire, pouvaient ne pas connaître toute la gravité du fait qu'ils commettaient et que, en ce qui les concerne, le tribunal peut faire à ces derniers l'application de l'article 1er de la loi du 26 mars 1891 ;

« Attendu que le Syndicat des pharmaciens de la Charente-Inférieure s'est porté partie civile et réclame 1.000 francs de dommages-intérêts à M. Alezard, pareille somme à M. Berthereau, et 200 francs à chacun des autres prévenus ; que les prévenus n'ont, d'ailleurs, opposé aucune fin de non-recevoir à cette intervention, qui est fondée en droit ;

« Attendu qu'il n'est pas douteux que les agissements de tous les prévenus ont porté préjudice aux dits pharmaciens, et ce, en détournant leur clientèle et en leur faisant une concurrence déloyale, mais que les sommes réclamées sont de beaucoup trop exagérées, et que de plus, il y a lieu de faire une distinction, d'abord entre le sieur Alezard, qui a été l'organisateur de ces succursales, et le sieur Berthereau, qui n'était que son associé ; que lesdits Alezard et Berthereau ont ainsi réalisé des bénéfices considérables, grâce à ces agissements délictueux ; que les autres prévenus n'ont touché que des bénéfices peu importants ; que le tribunal a des éléments d'appréciation suffisants pour fixer à 700 francs le chiffre des dommages-intérêts dus par Alezard, à 100 francs celui dû par Berthereau et à 1 franc chacun le chiffre des dommages-intérêts dus par les autres prévenus ;

« Par ces motifs :

« Donne défaut contre la femme Charlupin, qui, quoique régulièrement citée, ne comparaît pas ;

« Déclare la femme Berthot, la femme Martin, la femme Dubois, la femme Charlupin, la demoiselle Brille, la femme Imbourg, les sieurs Guillot, Rousseau et Garnier coupables d'avoir vendu des compositions pharmaceutiques entrantes au corps humain sous forme de médicaments et débité des drogues simples au poids médicinal ;

« Déclare le sieur Alezard seul coupable de s'être rendu complice du délit ci-dessus spécifié et reproché au sieur Guillot, et ce, en lui procurant sciemment les moyens servant à la perpétration dudit délit ;

« Déclare les sieurs Alezard et Berthereau coupables de s'être rendus complices des délits reprochés à la femme Martin et à la femme Dubois, et ce, en leur procurant sciemment les moyens servant à la perpétration des délits ;

« Condamne la femme Bertot, la femme Martin, la femme Dubois, la femme Charlupin, la demoiselle Brille, la femme Imbourg, les sieurs Guillot, Rousseau, Garnier, Alezard et Berthereau chacun à 500 francs d'amende ;

« Dit qu'il sera sursis conformément à la loi à l'exécution des peines qui viennent d'être prononcées contre la femme Berthot, la femme Martin, la femme Dubois, la femme Charlupin, la demoiselle

Brille, la femme Imbourg, les sieurs Guillot, Rousseau et Garnier,

« Condamne Alezard à 700 francs de dommages-intérêts, Berthereau à 100 francs et les autres inculpés chacun à 1 franc de dommages-intérêts ;

« Condamne la partie civile aux dépens, sauf son recours contre les condamnés. »

SANCTION DE L'EXERCICE ILLÉGAL
DE LA PHARMACIE

Les infractions aux lois sur la pharmacie portent atteinte à la santé et à l'ordre publics, et, en même temps, elles causent un préjudice anx pharmaciens.

D'où il résulte que si le ministère public peut poursuivre les contrevenants, les pharmaciens, eux aussi, peuvent le faire.

Ils peuvent le faire de deux façons : 1° devant les **tribunaux civils** ; l'article 1382 du Code civil, en effet, pose le principe que tout fait quelconque de l'homme qui cause un dommage à autrui oblige celui par la faute de qui il est arrivé à le réparer ; — 2° ou bien devant la **justice répressive** (Cour d'assises, tribunal correctionnel ou tribunal de simple police suivant le cas), car le Code d'instruction criminelle autorise tous ceux qui ont souffert un dommage, par suite d'un crime, d'un délit ou d'une contravention, à en réclamer réparation par cette voie.

Bien mieux, les pharmaciens d'une même localité peuvent, même en dehors de tout syndicat, s'unir pour poursuivre les coupables; la jurisprudence leur en donne le droit à une seule condition, c'est que chacun d'eux affirme le préjudice qui lui est causé, en réclamant une réparation individuelle (Cass., 6 février 1857, *P.*, 1857, 214. — FAUSTIN HÉLIE : *Just. crim.*, 2ᵉ édition, II, nᵒ 564).

Les tribunaux peuvent aussi, même sans que le ministère public ait fait de poursuites, et sur la seule plainte d'un ou de plusieurs pharmaciens, ordonner la **fermeture d'une officine** qui est tenue illégalement.

Nous ne nous attarderons pas à rappeler les diverses pénalités, déjà visées, auxquelles s'exposent les contrevenants, en matière d'exercice illégal de la pharmacie : d'ailleurs, l'application de ces pénalités peut donner lieu à des difficultés que la jurisprudence a résolues de manière quelquefois différente : ceci est du ressort des magistrats ; il suffit, pour les intéressés, de savoir qu'ils tombent sous le coup de la loi.

Ajoutons que la jurisprudence considère les infractions aux lois sur la pharmacie comme des

délits véritables et non comme de simples contraventions. Conséquence : elles peuvent résulter d'un
autre fait que d'un agissement personnel et direct ;
les règles de la complicité leur sont applicables
(Voir : arrêt de la Cour de cassation du
23 février 1884, *Bull. crim. des arr.*, n°s 50 et 51).

EXERCICE ILLÉGAL DE LA MÉDECINE
PAR UN PHARMACIEN

EXERCICE ILLÉGAL DE LA MÉDECINE
PAR UN PHARMACIEN

Nous avons vu que le pharmacien lui-même peut se rendre coupable (par complicité) du délit d'exercice illégal de la pharmacie.

Il peut, à un autre point de vue, être reconnu coupable d'exercice illégal de la médecine, s'il s'est substitué au médecin dans le traitement du malade.

Sans doute, aux termes de l'article 16, § 1er de la loi du 30 novembre 1892, la personne qui, en cas d'urgence avérée, traite un malade, pratique l'art dentaire ou prend part à un accouchement n'exerce pas illégalement la médecine, et le pharmacien qui agit ainsi fait mieux que d'user d'un droit, il accomplit un devoir ; mais il ne faut pas que son intervention soit répétée, il ne faut pas qu'il se livre **habituellement** à cette pratique.

Contentons-nous, à cet égard, de citer deux des décisions les plus récentes et les plus caractéristiques (l'une adoptant l'autre) rendues en la matière :

Le tribunal de la Seine (10ᵉ chambre) a, le 8 juillet 1896, statué ainsi : «... Attendu qu'il résulte de l'instruction et des débats que, dans le courant des années 1895 et 1896, à Paris, H... a contrevenu aux dispositions de la loi sur l'exercice de la médecine en prenant part habituellement et par une direction suivie au traitement de maladies vénériennes, en examinant les plaies qu'on lui montrait et en ordonnant les remèdes à prendre, ce qui constitue le délit prévu et puni par les articles 1, 5, 16, § 1 et 18 de la loi du 30 novembre 1892; condamne..... »

La Cour de Paris, le 7 janvier 1898, confirme ces dispositions de la façon suivante :

« Adoptant les motifs des premiers juges, et considérant, en outre, qu'il résulte de l'instruction et des débats que H..., non muni d'un diplôme de docteur en médecine ou d'officier de santé, a préconisé, ainsi qu'il le reconnaît dans ses conclusions prises devant la Cour, par la voie de la publicité, un traitement spécial des maladies vénériennes ; — Qu'il a reçu, en 1895, dans son officine de pharmacien, à Paris, un certain nombre de malades attirés par cette publicité ; — Qu'il les introduisait dans un cabinet attenant à son officine et que là, après avoir examiné les organes contaminés, il prescrivait des traitements en remettant des médiments préparés d'avance, qu'il présentait comme

appropriés au diagnostic de chacun des cas particuliers qui lui étaient soumis, et en recommandant
même parfois au malade de revenir après un certain
nombre de jours pour lui permettre de constater,
par un examen nouveau, l'effet de la médication
qu'il avait indiquée ; — Que dans ces circonstances
de fait se trouvent réunis tous les éléments juridiques du délit d'exercice illégal de la médecine (1). »

(1) Comme corollaire de cette décision, nous mentionnons
un jugement du tribunal correctionnel de Mayenne (V. *Semaine
médicale* du 26 octobre 1898, supplément) qui déclare que
l'immunité conférée par l'article 16 de la loi de 1892 ne
saurait s'appliquer qu'à une hypothèse imprévue, acciden-
telle, exceptionnelle, et ne saurait couvrir une série de faits
assez géminés et rapprochés les uns des autres pour constituer une véritable habitude, voire une sorte de métier.

TABLEAU DES PÉNALITÉS

RÉSUMÉ DES PRINCIPALES PÉNALITÉS ENCOURUES PAR LES PHARMACIENS

Les pharmaciens peuvent encourir deux sortes de responsabilité : la **responsabilité pénale**, qui entraîne pour eux l'amende, la prison, la fermeture de leur officine ou la destruction des médicaments saisis, et la **responsabilité civile**, dont la sanction consiste en dommages-intérêts.

Il nous sera facile de rappeler, en les résumant, les cas principaux où, dans l'exercice de sa profession, le pharmacien encourt la responsabilité pénale, par infraction aux lois du 21 germinal an XI et du 19 juillet 1845, et nous pourrons, par voie d'exemples, y ajouter les cas où des pénalités sont encourues pour **tromperie, vente de médicaments falsifiés** ou **corrompus, imprudence** ou **négligence**, etc.

Il en serait tout autrement en matière de responsabilité civile ; les cas sont si variés où l'imprudence, la négligence ou toute autre cause imputable au pharmacien entraîne un préjudice pour autrui, que nous n'entreprendrons pas de dresser une liste des applications particulières de la loi civile. Ajoutons, d'ailleurs, qu'il y aurait des cas où, la responsabilité civile se confondant avec la responsabilité pénale, il serait assez difficile de les discerner.

Nous allons synthétiser ici les indications que nous avons déjà eu l'occasion de donner en parlant de la législation de la pharmacie.

1° **Amende de 500 francs**, encourue (loi de germinal, art. 16, 21, 22, 24 et déclaration du 25 avril 1777) :

Par un pharmacien qui exerce sa profession sans avoir fait inscrire son diplôme et prêté serment ;

Par un pharmacien qui dirige à la fois plusieurs pharmacies ;

Par un pharmacien qui gère une officine qui ne lui appartient pas ;

Par un pharmacien de 2° classe exerçant dans un autre département que celui pour lequel il a été reçu (la loi récente a rendu impossible cette contravention, en unifiant les classes de pharmaciens).

Dans tous les cas de tenue illégale d'une officine de pharmacien, le tribunal peut, en outre, en **ordonner la fermeture.**

2° **Amende de 500 francs** également (loi de

germinal, art. 38 ; arrêt du parlement du 23 juillet 1748), encourue par le pharmacien qui délivre des médicaments sans ordonnance de médecin, ou qui ne se conforme pas à l'ordonnance du médecin ou aux formules du Codex.

3° **Amende de 25 à 600 francs, et emprisonnement de 6 jours à 10 jours,** encourus par un pharmacien qui annonce et met en vente des remèdes secrets (loi de germinal, art. 36 et loi du 29 pluviôse an XIII).

4° **Amende de 100 à 3.000 francs, et emprisonnement de 6 jours à 2 mois,** encourus (loi du 19 juillet 1845, art. 1er, et ordonnance du 27 octobre 1846) par un pharmacien ayant livré des substances vénéneuses sans ordonnance d'un médecin ou d'un vétérinaire breveté, ou si l'ordonnance n'était pas signée ou datée, et n'énonçait pas, en toutes lettres, la dose des dites substances, ainsi que le mode d'administration du médicament.

Même pénalité contre un pharmacien qui n'a pas transcrit sur le registre spécial les ordonnances prescrivant des substances vénéneuses, ou qui a laissé des blancs entre les transcriptions, ou encore qui n'a pas mis ces transcriptions par ordre de date.

Même pénalité contre le pharmacien qui a

remis à son client l'ordonnance du médecin sans y avoir apposé son cachet, avec indication des jours où les substances vénéneuses ont été délivrées, et le numéro d'ordre du registre.

Même pénalité contre le pharmacien qui n'a pas conservé le registre spécial pendant une période de vingt ans après sa clôture. — Il semble, au premier abord, que le pharmacien ne doive pas être responsable pénalement s'il n'est en fonctions que depuis peu de temps et si les registres ont été détournés ou détruits par son prédécesseur ; mais nous ne pensons pas qu'il soit à l'abri des pénalités, s'il est prouvé que c'est par sa propre négligence que ces registres n'ont pas été conservés.

Même pénalité contre les pharmaciens qui ont délivré une substance vénéneuse sans placer sur le récipient une étiquette indiquant leur nom, leur domicile, et rappelant la destination interne ou externe du médicament.

Même pénalité contre le pharmacien qui a délivré de l'acide arsénieux pour d'autres usages que la médecine, et contre celui qui a vendu de l'arsenic pur ou composé pour le chaulage des grains, l'embaumement des corps ou la destruction des insectes ; ou enfin contre celui qui a négligé de mettre les substances vénéneuses dans un endroit sûr et fermé à clef, ou qui n'a pas pris les précautions nécessaires pour éviter les accidents pour

l'expédition, l'emballage, le transport, l'emmagasinage et l'emploi de ces produits, ou qui se sert,
pour d'autres usages, des fûts, récipients ou
enveloppes qui les ont contenus (1).

**5° Une amende de 50 francs au moins, et un
emprisonnement de trois mois à un an** sont édic-
tés par la loi du 27 mars 1851, articles premier et 2,
et par les articles 423 et 463 du Code pénal, contre
le pharmacien qui aura vendu ou mis en vente des
substances médicamenteuses ou alimentaires falsifiées ou corrompues. En outre (art. 6 de la loi de
1851), les tribunaux peuvent ordonner **l'affiche du
jugement** dans des lieux déterminés, et **son
insertion, intégrale** ou **par extrait dans les
journaux** (le tout aux frais du condamné); de
plus, les substances sont **confisquées** au profit
des établissements de bienfaisance, si elles peuvent
être utilisées sans danger; si, au contraire, elles
sont impropres à tout usage médical ou alimentaire,
elles sont **détruites ou répandues** aux frais du
délinquant, et le tribunal peut ordonner que cette
opération se fera **devant l'établissement ou le
domicile** du condamné (art. 5 de la loi de 1851).

(1) Notons ici qu'en cas de conviction de plusieurs infractions aux lois sur la pharmacie, *la peine la plus forte est
seule applicable au prévenu* (V. arrêt de la Cour de Paris, du
7 janvier 1898, aff. Hubault).

*
* *

La dite loi de 1851 (art. 1ᵉʳ, n° 2) défend, avons-nous dit, non seulement la vente, mais la mise en vente de médicaments falsifiés ou corrompus. Il est bon d'attirer l'attention sur ces mots « mise en vente » ; le simple fait de détenir dans son officine un médicament corrompu ou falsifié constitue, en effet, un délit ; et l'interprétation de la loi est si rigoureuse que le pharmacien, poursuivi de ce chef, sera presque toujours condamné.

En effet, s'il est nécessaire qu'il sache que la substance est corrompue ou falsifiée, pour être punissable, il ne faut pas oublier qu'il est pharmacien, qu'il est, par conséquent, censé connaître la nature des médicaments qu'il détient et détruire tous ceux qui pourraient commencer à se corrompre : il lui sera donc difficile de plaider son ignorance et d'obtenir un acquittement. Or, la sanction est terrible : la loi édicte un emprisonnement de trois mois au moins à un an au plus (et une amende qui, sans pouvoir excéder le quart des restitutions et dommages-intérêts, ne peut être inférieure à 50 francs) ; et, en cas de récidive, la peine peut être élevée jusqu'au double.

*
**

Ajoutons, pour être complet, qu'un **syndicat** professionnel de pharmaciens peut **se porter partie civile** dans l'instance qui est engagée par le ministère public pour délit de mise en vente de substances médicamenteuses falsifiées (loi du 21 mars 1884, art. 6. — V. Cass. crim., 5 janvier 1894, *Dalloz*, 1898, 1.285, et la note).

*
**

Nous devons rappeler ici que, de même que la vente ou la mise en vente de médicaments falsifiés ou corrompus est sévèrement punie, de même la tromperie sur la nature, sur la qualité ou la quantité est réprimée par la loi. Les subtilités de la procédure ne sauvent même pas les pharmaciens coupables de l'application de cette loi : c'est ainsi que le 18 juin 1898 (*Gazette des tribunaux* du 30 juin) la Cour de cassation a décidé que le fait, par un pharmacien, de livrer, comme conforme à l'ordonnance du médecin, un médicament qu'il sait ne renfermer qu'une quantité de drogue très inférieure à la quantité prescrite, justifie la condamnation prononcée contre lui pour tromperie sur la *nature* de la marchandise vendue, bien que le prévenu ait été traduit devant la juridiction correctionnelle pour tromperie sur la *quantité*. On ne pourrait prétendre, ajoute l'arrêt, que ce fait n'établit pas la mauvaise foi, caractéristique de la tromperie.

*
* *

En ce qui concerne la responsabilité du pharmacien en cas d'imprudence, de négligence, nous sommes réduit à procéder par voie d'exemples :

Dans le courant de 1881, un médecin, après examen d'une fillette de neuf ans et demi, prescrit une dose de sel de Seignette. L'élève en pharmacie prend une substance dans un bocal étiqueté « sel de Seignette », mais qui contenait, en réalité, du sel d'oseille. La petite fille meurt empoisonnée. Poursuites contre le pharmacien (l'élève ne pouvant être mis en cause, car l'étiquette n'avait pas été apposée par lui). Le pharmacien veut rejeter la responsabilité sur le droguiste en gros qui, prétend-il, lui a délivré du sel d'oseille au lieu de sel de Seignette. Mais le tribunal décide que, son allégation fût-elle établie, il est du devoir étroit du pharmacien, pour justifier le monopole dont il est investi par la loi, de vérifier exactement et scrupuleusement tous les médicaments qu'il débite ; il condamne le pharmacien à un mois de prison,

100 francs d'amende et 2.000 francs de dommages-intérêts (*Gazette des tribunaux* du 19 janvier 1881).

Supposons que l'étiquette n'eût point été trompeuse, et que l'élève se soit trompé de flacon. Ce serait l'élève qui serait déclaré pénalement responsable, et condamné, s'il y a lieu, à l'amende et à l'emprisonnement. Le pharmacien, de son côté, n'en serait pas moins responsable civilement, et susceptible d'être condamné aux frais et à des dommages-intérêts (art. 1384 C. civil). Il y aura même des cas où il pourra être tenu pénalement : notamment lorsqu'il aura laissé délivrer un médicament non prescrit par un élève nouvellement installé et tout à fait inexpérimenté, ou lorsque ce médicament aura été délivré par un élève, même expérimenté, à qui le pharmacien a confié son officine pour pouvoir lui-même s'absenter (ce qui n'empêcherait pas que l'élève pût être lui-même poursuivi et condamné, non seulement pour les conséquences dommageables de la délivrance du médicament, mais encore pour exercice illégal de la pharmacie).

Rappelons enfin, dans cet ordre d'idées, l'un des cas les plus fréquents d'imprudence dont nous avons déjà eu l'occasion de parler : l'omission de l'étiquette spéciale, avec indication « à l'usage externe » pour tous les médicaments qui ne sont pas destinés à être absorbés. Un exemple, entre autres, est cité dans les *Annales d'hygiène et de médecine légale* (3e série, t. I, 1879, p. 160) : la Cour d'Angers condamne, le 28 février 1876, à quinze jours de prison, pour homicide par imprudence, un médecin qui avait expédié à un malade un flacon de baume opodeldoch, sans avoir placé, sur le flacon, l'étiquette rouge, et sans avoir indiqué, sur l'ordonnance, que le remède était pour l'usage externe. Il est bien certain qu'un pharmacien, coupable du même fait, aurait été puni à plus forte raison, sans préjudice, bien entendu, des dommages-intérêts qui auraient pu être alloués à la victime ou à ses représentants.

*
* *

Terminons ce sujet en disant quelques mots de la responsabilité possible des pharmaciens **en matière d'avortement.** — Les pharmaciens sont souvent, dans le cours de leur carrière, sollicités de vendre des drogues pour faire avorter des femmes enceintes. Ces propositions sont d'autant plus dangereuses qu'elles sont faites, quelquefois, de très bonne foi, car beaucoup de personnes, dans la campagne surtout, se figurent qu'un avortement est chose licite, en ce qu'il n'entraîne qu'un risque physique pour la femme et aucunement une responsabilité pénale. — Ce genre de propositions est dangereux à un autre égard, parce qu'elles sont faites, quelquefois aussi, par des personnes (très conscientes celles-là) qui sont disposées à sacrifier une grosse somme pour remercier le pharmacien de son assistance coupable.

Il est inutile, croyons-nous, d'insister sur l'immoralité de telles propositions ; contentons-nous de rappeler les termes de l'article 347 du Code pénal :

« Quiconque, par aliments, breuvages, médicaments, violences, ou par tout autre moyen, aura procuré l'avortement d'une femme enceinte, soit qu'elle y ait consenti ou non, sera puni de la réclusion.

« La même peine sera prononcée contre la femme, etc.

« Les médecins, chirurgiens, et autres officiers de santé, **ainsi que les pharmaciens** qui auront indiqué ou administré ces moyens, seront condamnés à la peine des travaux forcés à temps, dans le cas où l'avortement aurait lieu. »

Notons que, même en dehors du cas d'avortement le même texte légal porte :

« Celui qui aura occasionné à autrui **une maladie** ou **incapacité de travail** personnel, *en lui administrant volontairement, de quelque manière que ce soit, des substances* qui, sans être de nature à donner la mort, sont *nuisibles à la santé*, sera puni d'un emprisonnement d'un mois à cinq ans, et d'une amende de 16 à 500 francs.

« Si la maladie ou incapacité de travail a duré plus de vingt jours, la peine sera celle de la réclusion. »

CONCLUSION

CONCLUSION

Nous avons vu que, dans ses parties vitales, importantes, la législation de la pharmacie n'est, en somme, que l'œuvre de la jurisprudence, interprétant des textes vieillis et démodés.

Des propositions de loi ont été faites ; des articles, détachés à grand'peine, ont été votés par les Chambres, et l'ensemble de cette législation incomplète, flottante, faites de pièces trop vieilles et de morceaux trop neufs, est l'image parfaite de l'incohérence.

Nous avons cherché à y mettre un peu d'ordre, estimant ainsi faire œuvre utile, non seulement pour les futurs pharmaciens et les pharmaciens en exercice, mais aussi pour la santé publique, directement intéressée.

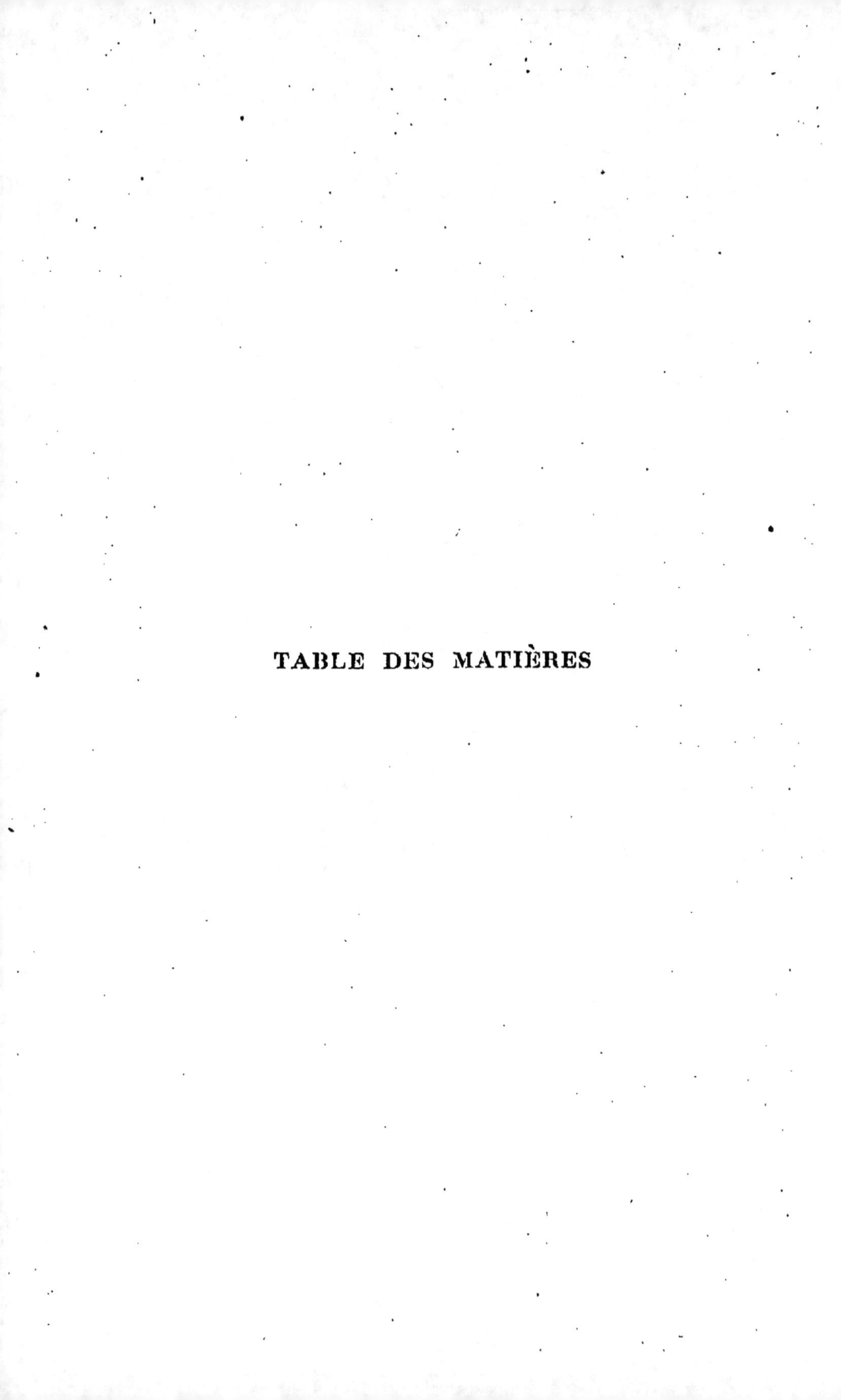

TABLE DES MATIÈRES

TABLE DES MATIÈRES

LYON

IMPRIMERIE A. STORCK & Cⁱᵉ.

Rue de la Méditerranée, 8.